"普通"でいいですか？
― "ペリオ"を柱にしたメインテナンスシステム確立を目指して ―

「ポテトはいかがですか？」

ハンバーガーショップのカウンターで女性店員がにっこり微笑みながら言う．よくある風景である．奥では手際よく注文の品が用意されていく．店はシステマティックに動き，客は"予期していた"サービスを受けて，"平均点"の満足感で店を出ていく．接客から調理まですべてマニュアル化されているので，そのマニュアルどおりに動けば平均点がもらえる仕組みになっている．さて，歯科医院におけるメインテナンスもこのような仕掛けが好ましいだろうか？

私はこのような仕掛けは"スタート"であって，"ゴール"ではないと考えている．なぜなら，これをゴールに設定すると，マニュアルに書かれている"以上"のことができないからである．院内システムの進む方向が開いていないと，スタッフの「個の力」が開花しない．自院で平均点以上の「個」が育ち，「活躍する場」は，将来方向に閉じてはいけないのである．本書を手にされた方も最初から，"平均点"を目指したいとは決して思わないだろう．

本書は2015年1月から12月までの1年間にわたり，『歯界展望』にて連載された『Dr. Hiroの 院内システム構築論 ～メインテナンスシステムの確立を目指して～』を加筆，修正してまとめたものである．歯科医師歴30年，開業歴20年という一里塚を報告させていただく形での連載であったが，日常臨床をこなしながら，エビデンスにどうやってキャッチアップしていくかというヒントもコラムとして追加し，充実をはかった．

本書では「型」という仕掛けを作ることから，「型破り」を醸成することまで，幅広く考えていただく機会を提供したつもりである．最終的には，歯科医師，歯科衛生士が"唯一無二"の存在として患者さんと良好な関係を築き，長期にわたってメインテナンスというステージを繰り広げる礎になればと願っている．

最後に，本書作成にあたって連載時よりお世話になった医歯薬出版㈱編集部・松崎祥子氏に衷心より御礼申し上げたい．そして，デザインやイラスト，宣伝から書店で本書を配架してくださる店員さんまで，すべての方々に感謝します．みんな，ありがとう！

2016年10月

山本 浩正

Contents

Prologue
～はじめに～　　　　　　　　　　　　　　　　　　　　　　　　　　　　iii

Part 1　院内のPCネットワーク＆検査システム

- **1章**　院内PCネットワーク　　　　　　　　　　　　　　　　　　　2
- **2章**　歯周組織検査をするときの心得　　　　　　　　　　　　　　10
- **3章**　ハイブリッド検査システム・続編　　　　　　　　　　　　　20
- **4章**　歯周組織検査ソフトを考える（山本歯科の場合）　　　　　　28
  - **システムサポート1**　出血大サービス！ BOPの横顔　　　　　　38
- **5章**　患者さんを追いかけるシステムと言葉の作法　　　　　　　　40
  - **システムサポート2**　ネガティブアプローチャーの傾向と対策　56

Part 2　患者さんを守るために

- **6章**　患者さんを守るためのシステム　～細菌バイオフィルム破壊～　60
- **7章**　患者さんを守るためのシステム　～抗菌療法～　　　　　　　70

Part 3　患者さんへ情報提供するために

- **8章**　患者さんに情報提供するためのシステム　～画像からの情報～　82
- **9章**　患者さんに情報提供するためのシステム　～各種媒体～　　　92

Part 4　患者さんへ快を運ぶために

10章　患者さんに快を運ぶためのシステム　　　102
11章　見えないシステム　　　110

Part 5　DR&DHとしてのスキルアップを考える

12章　こっそり教える院長室　　　120

COLUMN

1　10年症例は語る　　　9
2　検査の声色　　　58
3　EBM万歳！？　　　80
4　"経験"リターン！　　　91
5　見るものと読むもの　　　100
6　ビギナーのための論文の読み方，まとめ方《パート1》　　　128
7　ビギナーのための論文の読み方，まとめ方《パート2》　　　129
8　ビギナーのための論文の読み方，まとめ方《パート3》　　　130

あとがき　　　131
索　引　　　132

ペリ男▶

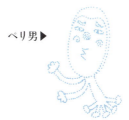

Page Design／solo　Illustration／TDL，パント大吉

Part 1

院内のPCネットワーク
＆検査システム

1. 院内PCネットワーク

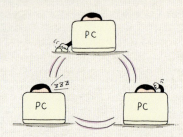

システムのエラーから生まれる"天才"によってわれわれの受ける恩恵は計りしれないが，"凡人"であるわれわれのシステムでエラーが発生するとそこから受けるダメージも計りしれない．パソコン（PC）がフリーズしたり，水道が止まったり，スタッフが集団感染するなんてことはできれば避けたいところだ．「システムを構築し，それに則って動く」ということはある意味"型"を作る，ということになる．武道でも華道，茶道でも"型"を大切にしていることは，それらを極めていない私でも周知の事実である．そこで，私なりに「どうして"型"が必要なのか？」を先賢の意見もふまえながら考えてみたい．

子どもが言葉を覚えていくプロセスは親としては感動の連続である．ハイハイを始めたり，伝い歩きが初めてできたときは大拍手．子どもの成長を実感できる瞬間である．発音や歩行といった身体運用には型があり，それを子どもは学んでいく．その過程は謎に包まれているところも多いのだが，生物学的におもしろい説がある．それが"ミラーニューロン説"である．マカクザルを使った実験で確認されたことだが，他者の身体運用を見ているときに，その身体運用をするための神経システムが"ON"になっているのだ．つまり，見ているだけで脳の中ではその身体運用をする準備が始まっていることになる．1996年にイタリアのジャコーモ・リッツォラッティ（Giacomo Rizzolatti）によって発見されたミラーニューロン（Mirror neuron）は，その後ヒトにおける脳の研究にも大きな影響を与えている．詳細は他書に譲るが，われわれは他者がしていることを模倣することによりミラーニューロンが養われ，共感や共鳴を得られるようになり，そのあとでやっと"他者とは違う自分"という主体がつかめる．他者との関わりをもつ回路をもたずに自分探しや個性尊重に走り，自分勝手にしていると結局，「自分」という主体をつかめないままになってしまうようだ．

ゲームをするときにはそのやり方を詳しく書いたマニュアルを読むよりも，そのプレーヤーになってしまうほうが圧倒的に早くそのゲームをマスターできる．ゲームのやり方を知らないままプレーヤーになるときには，おそらくたくさんのミラーニューロンが働いていることと思うが，われわれは"型"を作ってそのなかに放り込まれるほうが早く習得できるのだ．「院内システム」という型を作るメリットの一つはそこにある．そして（こちらのほうが大事），同じ型のなかでスタッフ間の共鳴を得ながら，「自分」という主体を前景化し，"唯一無二のスタッフ"が育まれることが最終目的である．ファストフード店におけるマニュアル化は，早く，同程度のレベルに到達するには効果を上げるが，店員の個性を育てる土壌にはならない．歯科医院では，いろんなスタッフがいろんな患者さんに対応できる自由度が必要．ハイレベルの唯一無二のスタッフは"替え"が効かないけれども，その事実がスタッフの存在意義を高め，長期にわたって勤務できる土壌を熟成する．だって「あなたの替えはどこにでもいます」という構えほど，スタッフをバカにしたものはないのだから．

> Genius is the error in the system. Paul Klee
> **天才とは
> システムのエラーである．**
> パウル・クレー

PCシステムの構築前夜

　私は基本的にアナログ人間である．若いころ，周りの友人がワープロで書類を作成しているのを横目に，手書きで（しかも下手な字で．決して謙遜ではない）雑誌原稿の執筆をしていた．しかも，コピーした紙の裏面に鉛筆で手書き，という執筆スタイル（?）だったので，編集者から「文字数すらわからないので，少なくとも原稿用紙に書いてくれ」と注文を受けた．ごもっともである．そのときは，書き損じても消しゴムで消すことすらなく横線で消す，という自分でも読むのがつらいくらい無謀な原稿だったのだから（当時の編集者さん，ごめんなさい！いやほんと）．

　そんな私がノートPCを買ったのは比較的早かった．キーボードを触ったことのない私がPCを購入してすぐに，「パワーポイント」というスライド作成用ソフト（以下，PPT）を使いだしたときには周りの友人もびっくりしたようだ．Windows 95という，今では化石並みのOSだったが，その次に買い替えたPCがWindowsXPまで飛んでしまうところに私のアナログさが出ている．「カーソル」という言葉も知らなかった私がPPTをいじるのに，マニュアルは見なかった．マニュアル本もたくさん出ていたが買わなかった．ひたすらPPTをいじっていた（テクノロジーは進歩してるんだから，無謀にPCをいじってもきっと壊れないだろう，という確信のもとに）．つまり，私はゲームを知らずにプレーヤーになったわけである．そのおかげで，周りの友人よりも早くPPTでのプレゼンテーションができるようになったのである．うん，やっぱりこの方法グッド．

　院内システムも，開業当初はPCもなく，レセプトも手書きでアナログ感満載であった．そんな当院も今ではチェアが3台しかないにもかかわらず，PCはレセコンも含めると8台もあって，すべてフル稼働である（図1）．最初はネットワークを組んでいないスタンドアローン（注：他のコンピュータと接続せずに単独で動作する環境）のPCを導入し，その後有線LANでつなぎ，改装に伴ってハブを使いながらPCとプリンタ，そして，X線システムをすべてネットワークに組み込んだ．私なんかよりよっぽどオタクな先生がおられることを重々承知で，参考までに当院のPCシステムを紹介したい．

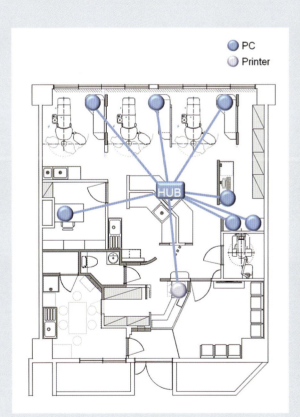

図1　院内のPCネットワーク図
　PCとプリンタ，X線システムは有線LANでネットワークを形成している．電子カルテシステムは独立

各チェアに付帯させるPC

チェアは3台あるが，その各チェアにPCとモニタを装備している（図2）．チェア本体にアームを介してモニタをセッティングする方法や，天井から吊るす方法は最初から却下．理由は二つ．それらの方法だと，まずモニタ本体の費用以外にも出費が発生するし，気軽に交換できないということが一つ．特に，アーム装着型はメーカー主導になるため，自分好みのモニタを選べなかったり，気軽に交換できないので，"わがまま"な私には不向きである．それにどうしても，私にとって"looks good"ではないのである（お世話になってるメーカーの方，ごめんなさい！）．

もう一つの理由は案外実戦的である．それは「そのモニタは"患者さん専用"というわけではない」ということである．たとえチェアに患者さんが座っていなくても，スタッフや私はそのモニタを使ってPCを操作することがある（図3）．特に，担当歯科衛生士が患者さんの情報を入力するのは，アームに付いたモニタや天井からぶら下がっているモニタでは操作しにくい．やはり，チェアサイドのカウンターにモニタを置き，その前にあるキーボードとマウスを使って入力操作をしたり，データを確認するほうが扱いやすいのである．もちろん，後述のデータ入力用PCも用意しているが，入力希望者が複数いれば順番待ちとなって時間の無駄である．そのため，各チェアのPCからもデータ入力できるというのは経験的に大変便利なのである．ということで，当院ではチェア横の作り付けカウンターの上にモニタとキーボード，そしてマウスを置いている．PCはカウンターの下に隠しているが（図4），キーボードやマウスはコードレスにして見た目をスッキリしている．カウンターの余ったスペースには，患者さんの眼鏡やディフューザー，加湿器など，その時々に応じたものを置くスペースに使っている（図5）．

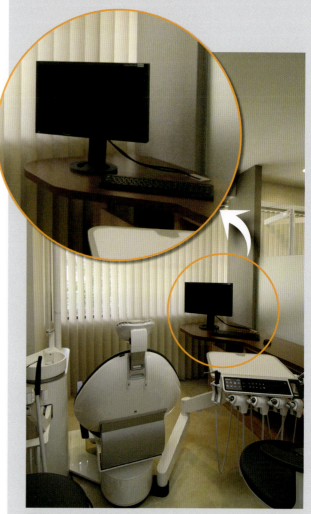

図2　チェアサイドPC
各チェアの横にカウンターを備え付け，その上にPCモニタとキーボード，マウスを置いている

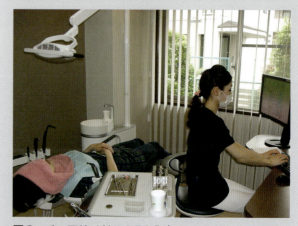

図3　チェアサイドでのPC入力
チェアサイドで入力する場合，モニタはチェア横のカウンターに設置してあるほうが使い勝手が良い．写真はフッ化物塗布の待ち時間の間に，その日の情報を入力しているところ

1. 院内PCネットワーク

その他のPCについて

各チェアに付帯したPCに加え,「院長室のPC」「入力用PC」「待合室プレゼン用PC」は有線LANでつながっており,データの印刷用プリンタやX線システムともつながっている（図1）.当然のことながら,どのPCからでもデータの印刷が可能である.当院ではプロービングなどの検査結果はすべて印刷して患者さんにお渡ししているので,たいへん便利である.デジタルX線（デンタル,パノラマ,CT）はこの有線LANに組み込まれており,すべての端末PCで確認可能である.

また,後述予定であるが,当院では待合室でPPTによるプレゼンテーションを行っており,そのためのPCも有線LANに組み込まれている.X線関係のデータは専用のサーバが用意されているのだが,そのほかのデータ（歯周組織検査データや画像データなど）はこのプレゼン用PCのハードディスクにバックアップされるようにセッティングしている.一番余力のあるPCにバックアップを担当してもらっている形である.ちなみに,親が治療を受けていてその子どもが待合室に取り残されたときには,待合室のモニタに接続したDVDプレイヤーからアニメのDVDが流れ,待合室はアニメモードに変身することになる（図6）.

別のシステムの可能性

前述したシステムがベストであるとは思っていない.他にも,現存する機器を用いて別のシステムを構築することができる.まずは,当院でも最初に取り入れた「スタンドアローンタイプ（Stand alone type）」.小規模の医院では（私の医院も含む）,一台のノートPCで入力,プレゼン,保存をすべてまかない,患者さんへのプレゼンにはプリントアウトをお見せして説明するか,ノートPCをチェアサイドに持って行って説明するパターンが考えられる.最も

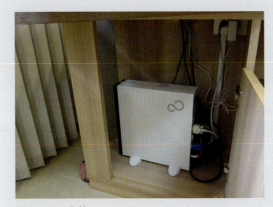

図4　PC本体
カウンターの下にタワー型のPC本体を収納してある

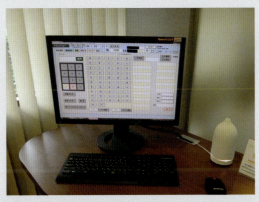

図5　PCカウンター
PCカウンターの下には棚があって,患者さんの荷物やひざ掛けタオルを置いている.天板上には余分なスペースがあるため,患者さんの眼鏡やディフューザー,加湿器などを置いている

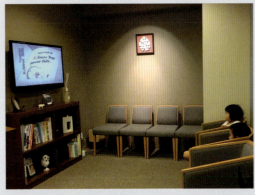

図6　アニメDVD上映中
待合室のモニタは,PCだけでなく,DVDプレーヤーとHDMIで接続しているので,お母さん待ちの子どもたちには希望のDVDを上映するようにしている

コスパの良い，家族経営的なPCの活用法である．このシステムは患者さんの"ウケ"が良ければ良いほど，立ち行かなくなる運命にある．そりゃ，一台のPCを持って，あちこちチェアを渡り歩くにはおのずと限界があるのは目に見えているからである．なので，この方法で"うまくいっている"ように思えるときには，患者さんサイドからすれば，そんなに"ウケていない"ことになる（ちょっと悲しい……）．

最新の別のシステムもある．タブレット端末を使って入力，プレゼンする方法である（図7）．これだと，スタッフが一人ひとり"マイタブレット"を持って使うことも可能である．チェアサイドで患者さんに検査データや画像を見てもらいながら入力もでき，しかも，モバイル機能があるというのはいかにも今風．当院でも導入を考えたが……踏みとどまった．

今のタブレット端末のハードはたかがしれているので，おのずと，データはサーバにアクセスして"覗く"形になる．つまり，無線LANが基本である．ということは，無線LAN環境によってトラブルが発生する可能性がある．有線LANは，誰かがワイヤーを切らない限り（院長，誰かに恨まれてる？），機械的には絶対つながるのでこの強みは大きい．いや，大きいのは「安心感」なのかもしれない．心配性の私には有線LANのほうが向いているのかも……といいながら，本原稿を執筆しながら，ネット接続は無線だし，マウスとヘッドフォンはBluetoothと無線ばかりなのだが．タブレット端末や無線の進歩は著しく，私はハードの進化についていってないだけかもしれない．本書の執筆が終わるころには，別のPCシステムが私のお気に入りになっていたら……，読者の皆さんごめんなさい．

入力システム

PCのCPU（中央演算処理装置）がどれだけ高速

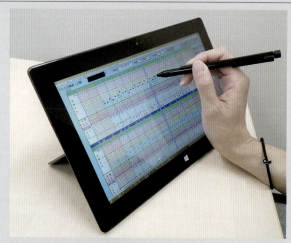

図7　タブレット端末
マイタブレットを持ったスタッフが診療室内を闊歩する日が来るのかもしれないが，現時点では私は採用していない

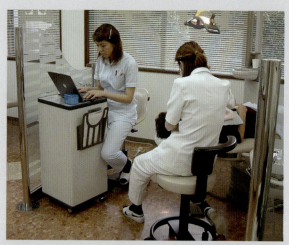

図8　ノートPCへの直接入力（かつての方法）
10年以上前．チェアサイドにノートPCを持ってきて歯周組織検査のデータを直接入力していた"懐かしい"写真．今のシステムのほうが時代を逆行しているかも……

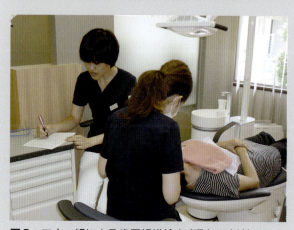

図9　二人一組による歯周組織検査（現在の方法）
術者がプロービング値を読み上げるときに，アシスタントは前回の数値とズレがないかチェックする

で，ハードにどれだけ容量があっても，使い方を誤れば単なる"宝の持ち腐れ"になってしまう．歯周組織検査（特にプロービング）を効率的に，有効に行うための私なりのノウハウをまとめてみたい．

タブレット端末を使うような場合，通常あなたはその端末に直接データを入力することを想像されるだろう．だって，そのほうが効率的だから．フムフム．私も15年ほど前に端末にデータを直接入力する方法を採用したことがある（図8）．その頃，タブレット端末などはなかったので，ノートPCをチェアサイドに置いて，シャカシャカと術者の言う数値を入力していた．それを赤外線でサーバにデータを飛ばして保存していたのである．何カ月かその方法で歯周組織検査を行っていたものの，私はその入力システムをやめることを決断した．理由は簡単．"入力ミス"が目立ったのである．これは，当時の歯科衛生士がミスをしやすいスタッフであった，ということではない．一般論として，この入力システムはミスが発生しやすい，のである．これは，タブレット端末をまだ使おうとしない別の理由にもなっている．

キーボードを指で叩いたり，液晶画面を指やペンでタッチするときに，別の数値を押してしまうということは人間であれば誰にでもある（猿や犬だともっとある．きっと……）．なので，「人間がそのような入力をする場合には，ミスをするものだ」という前提でシステムを考えなければならない．「ミスをしないものだ，という前提でシステムを組むと，大変なことになる」ということは，世間で毎日起こっている大きな事故を見れば一目瞭然である．

そこで，当院の採用した方法は，なんとアナログ回帰．"紙にデータを書き込む"という，ITとは反対方向のシステムであった．これが案外しっくりといくもので，もう10年以上このやりかたを変えていない．PCとの相性も悪くない（と，勝手に思っている）．そのやり方について順を追って話をしよう．

ハイブリッド入力システム

患者さんの傍らには，担当歯科衛生士ともう一人アシスタント（当院の場合それも歯科衛生士）が座る（図9）．プローブを持つのはもちろん担当歯科衛生士．アシスタントはペンを持つことになる．担当歯科衛生士（以下術者）がプロービングをしながら数値を読み上げていく．アシスタントはそれを検査用紙に書き込んでいく．「それじゃあ大昔からやっていることじゃないか」とお叱りを受けそうだ．いくらアナログ人間の私でも，多少のノウハウはある．

まず，"担当する歯科衛生士の心得"というのがあるのだが，それは次章にお預け．話はその後のことから．術者が読み上げたプロービング値を聞いたアシスタントは，検査用紙の所定の位置にその数値を書き込むのだが，目はその所定の位置ではないところを見ているのが"ミソ"である．彼女がどこを見ているのかというと，「前回のデータ」を見ているのである．なぜなら，前回と大きく異なる値（通常2mm以上の差）は"オーバープロービング"や"アンダープロービング"の可能性があるからだ．もちろん，前回のプロービングにミスがあった，という可能性も残されているのではあるが，特にアンダープロービングには注意したい．なぜなら，"問題の見落とし"になるかもしれないからだ．

前回の数値とズレがあれば，すぐにアシスタントは術者にそれを告げなければならない．なぜなら，"すぐに再測定できるから"である．アシスタントがいるメリットはここにもある．もしアシスタントがいなければ，このズレに気づくのはすべてのプロービングを終えた後になるからだ．検査が終わって，前回のデータとのズレを見つけた場合，それを確認するには，またチェアを倒し，プローブを持ち，その部位を確認し，注意深くプローブを挿入するというプロセスが要求される．これは案外手間である．その手間を最小化するためには，アシスタントは数値のズレという"アラ探し"に没頭しなければなら

ない．ときどき，術者とアシスタントの人間関係はうまくいってるのだろうか？と，心配するくらいのやりとりが繰り広げられることもある（いやほんと……）．

担当歯科衛生士制

「担当歯科衛生士が検査をする」と何気に書いたが，ここで「担当歯科衛生士制の是非」についても考えてみたい（図10）．以前，とある先生からこのような意見をいただいた．「私の医院では一人の歯科衛生士にたくさんの患者さんを経験してもらいたいので，担当を決めていません」．私は納得させられそうになるプレッシャーを振り払いながら，その先生に話しかけた．「それで，歯科衛生士さんは患者さんといい関係を築けていますか？」

「患者さんと担当歯科衛生士」，「患者さんと院長」の間に築かれる関係は，メインテナンスにおいてかなり大きなファクターである．なぜなら，メインテナンスにおける最大のリスクファクターは"来院の中断"だからだ．そのためには，"私の歯科衛生士さん（マイハイジニスト）"がいなければならない．歯周組織検査だけを考えてみても，同じ患者さんに対して，同じ歯科衛生士が，同じ道具を，同じように用いて，同じように検査しなければ，前回のデータとの比較は意味をもたないものになってしまう．患者さんとの絆を築くためにも，エラーを最小化する医療を実践するためにも，担当歯科衛生士制は必須と私は考えている．そして，患者さんと担当歯科衛生士の間に築かれた関係が強固であればあるほど，院長に対するプロフェッショナルとしてのプレッシャーが強くなるということも付け加えておく．「私の患者さんを頼みますよ」という無言のプレッシャーは，院長の襟を正す最高で最良のプレッシャーだと私は感じている．だって，お互いプロフェッショナルなんだから．

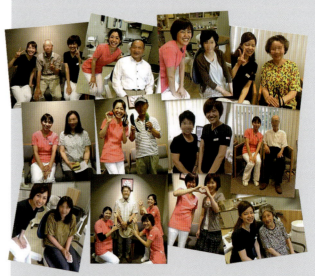

図10 担当歯科衛生士制
患者さんと担当歯科衛生士の間に築かれた絆は，患者さんの継続的来院をもたらす．また患者さんの継続的来院が担当歯科衛生士との間の絆を強化していく……と私は思っている

Dr. Hiroが考える
メインテナンスのための院内システム

- まずは「院内システム」という"型"を作る
- 「院内PCネットワーク」は「有線LAN」を基本とし，安全性・安心感を重視
- 検査値等の「データ入力」は，ミスを防ぐために「紙への記録」→「データ入力」システムを採用
- プロービング検査は二人一組で実施．"術者"がPD値を読み上げ，"アシスタント"は（前回検査値と大幅に異なる値がないかをチェックしつつ）用紙へ書き込む

COLUMN 1

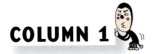

10年症例は語る

　本稿執筆時点で当院は開業21年を過ぎている．勤務医として約10年，開業医として約20年，合計約30年の歯科医師歴ということになる．歯科治療を眺める度量衡に10進法を使わなければならない根拠は全くない．しかし医科と違って，予後を追い，治療結果に永続性をもたせ，新たなるトラブルを最小化するために長く患者さんとお付き合いをさせてもらっているうちに，10年症例，20年症例という言葉の重みが前景化してくる．ここでは10年症例はわれわれに何を教えてくれるのか，今の自分なりに解釈してみたい．

　癌治療後は5年生存率を一つの目安にすることがある．歯根切除をして歯周補綴をしたあとのトラブルもなぜか5年目くらいから目立ち出す．であれば，治療後5年を目安に予後を追っていくのも一つの考え方かもしれない．ただ口腔内は環境が刻々と変化するわけだから，5年大丈夫だったから10年後も大丈夫，ということにはならない．5年すれば"心配の種"がなくなるわけではないのである．また，開業医ならばご理解いただけると思うが，開業5周年の記念日と開業10周年の記念日では胸に迫る切迫感は違う．Retrospectiveな10年というのはなぜか重みがあるのだ．

　10年間も患者さんを診ていると，喜びだけでなく，落胆や後悔，悲しみというものも経験することになる．このことはこれから診ていこうとする患者さんをProspectiveに考える大切な糧となる．臨床経験が1年の歯科医師に，患者さんの10年後に想いを馳せることはできない．"Retrospectiveな10年はProspectiveな10年"になるのである．

　ここでふと頭をよぎることがある．「10年前の自分の治療はどうだった？」という問いである．ほとんどの歯科医師は「イケてなかった……」と思うに違いない（あの頃は良かった的世代はこの場合，目をつぶってください！）．ということは，10年後にも来てくださる患者さんは"私のイケてない治療"を受けられたわけである．イケてない治療を施されたにもかかわらず，その後10年間も来院を続けてくださっているのである．この事実は真摯に受け止めなければならない．「定期健診をしないと歯の寿命が短くなりますよ」というNegative approachではなく，「定期健診に来てもらうと歯の寿命が延びますよ」というPositive approachが大切と言う前に，医療人としてのまっとうなapproachは「定期健診に来てくれてありがとう」なのである．「私のつたない治療を受けてくれたうえに，10年間定期健診に快く通ってくれてありがとう」という気持ちが"さらなる10年"につながることと信じている．合法的に体を傷つけることを許されているわれわれには，"道義的責任"まで免除されているわけではないのだ．

2. 歯周組織検査をするときの心得

> **ペリオの心得**
> 一つ この本を読むべし
> 一つ 他の本も読むべし
> 一つ 楽しむべし

　書家の柿沼康二さんによると，普段はひたすら弘法大師の臨書に明け暮れているらしい．ひたすら弘法大師の書をコピーして書き続ける，というのである（ロックを聴きながら……らしいです）．毎日300枚ほどの臨書をされているとのことだが，この"コピー"に没頭している先に自分の"個性"が潜んでいるらしい．なぜなら，コピーをしようと努力しても努力しても，結局同じものは書けないから．だって，指の長さも違うし，力も動かし方もスピードも違う．使う筆も，墨も，紙も違うし，姿勢や机も違う．すべてが違うのにできあがりが同じになるはずはない．それをわかっていながらコピーを続けるのは，一生懸命同じように書こうと努力しても同じにならないところに"自分らしさ"がうっすらと前景化してくるから．もちろん，それは弘法大師の書をコピーしようとするからであって，私の書をコピーしようとしてもその先には"時間の無駄"しか待っていないことは明らかである．

> **It is not the strongest of the species that survives, nor the most intelligent that survives. It is the one that is most adaptable to change.**
> Charles Darwin
> **生き残るのは最も強いものではなく，最も賢いものでもなく，変化に対応できるものである．**
> チャールズ・ダーウィン

書は一瞬にしてできあがるからアートではないと批判する人もいるが，その一瞬のために気の遠くなるような努力をされているからこそ，その一瞬をeternal now（永遠の刹那）と評価する人に私は賛成である．

　新人歯科衛生士が「院内システム」という型に入り込み，尊敬する先輩のやり方をひたすらコピーしようとする姿を私は微笑ましいと思って見ている．でも，数年経つとそんな彼女にも立派に"彼女らしさ"が備わり始める．やはり，自分の"らしさ"というのは，憧れの"らしさ"をもつ先輩に近づこうとひたすらコピーしていても，どうしてもその"らしさ"が身につかないという歯痒さの先に存在するようだ．最初から自分らしさを求めていると，大切なものも身につかないことになる．

　そもそも"らしさ"というのは生存競争に打ち勝つための戦略である．同じ環境に同じようなものが増えていけば，当然自分の取り分が減っていき，生きていけなくなる．そのため，夜行性と昼行性の動物ができたり，水中と陸上の動物ができたりしてきた．診療室でも全く同じクローン歯科衛生士ばかりであれば，たとえそれがハイレベルの歯科衛生士であってもうまくいかないだろう．さまざまな"らしさ"をもった歯科衛生士がいるからこそ，いろんな患者さん，いろんな状況にうまく対処できるのである．唯一無二の"らしさ"をもったスタッフたちに支えられる歯科医院を目指して，院内システム構築を考えたい．

担当する歯科衛生士の心得

前章で保留にしたこの話題を始めよう．システム化した歯周組織検査を担当する歯科衛生士は，その施術前に"当然"理解していないといけないことがある．ここではそれを5つに絞ってまとめてみたい．

心得その一
悪いところや痛みの出やすいところを理解していなければならない

悪いところとは"見落としてはいけないところ"のことであり，痛みの出やすいところとは"患者さんがあまり触ってほしくないところ"のことである．両者は一致することが多いが，異なることもある．初回検査時であれば，情報量が少ないために把握しにくいのは確かである．問診で痛みや腫れを訴えられているようなところ，視診で炎症が認められるようなところ，X線写真で深い骨欠損などが認められるようなところは，悪いところである可能性が高いし，患者さんが触られて不快に感じるところかもしれない（まだ調べてないんだから，悪いところか触ってほしくないところかはこの時点ではわからないし）．ただ，本書はメインテナンスを念頭に書いているので，初回検査ではなく，もうすでに何度か検査をしているという前提で話を進めたい．

メインテナンスにおいて，悪いところや痛みの出やすいところというのはわかっている……はずである．なので，これから読まれる内容は"今さら何を"的に感じる読者もおられるかと思うが，そのような方はどんどん読み飛ばしていただきたい．

どのようにして悪いところや痛みの出やすいところがわかっているかというと，これはわれわれの「記録」と「記憶」しかない．患者さんに，「あなたの悪いところはどこですか？」とか，「どこを触られると痛かったですか？」なんてことは聞けないわけなので当然である．担当歯科衛生士の頭の中に「記憶」として残っているのは理想かもしれないが，たくさんの担当患者さんを抱えている歯科衛生士にはちょっと酷かもしれない．それに（こちらのほうが大切な理由），担当が変わるときに頭の中を引き継ぐことは無理なので，やっぱり「記録」として残っているほうが院内システムとしても望ましい．

どのような記録媒体が役に立つだろうか？ 今までの歯周組織検査記録は"悪いところ"を知るには最適だ．プロービング値が大きいところ，プロービングでの出血が続いているところなどは要注意である．過去のX線写真も役に立つ．それでは，"痛みの出やすいところ"はどうだろう？ これは，悪いところと一致することが多いにしても，一致していなければ患者さんはまた痛い思いをされるわけなので，別枠で考えたほうがよい．役に立つのはズバリ，「DHカルテ」である．歯科衛生士が担当患者さん用に情報を書き込むカルテで，「サブカルテ」ということもあるようだ．

当院ではDHカルテは二種類あって，一つはPC上で管理するもの（図1，デジタルDHカルテ）．もう一つは紙に手書きで残すものである（図2，アナログDHカルテ）．前者は歯周組織検査ソフト（デネットシステム，p.31～参照）に付属しているもので，ワープロ感覚で患者さんのその日の情報を書き込むようになっている．待合室から患者さんを誘導する直前にこれを読めば，前回の情報がすぐに蘇る．痛みのあったところはもちろん，雑談で話をした内容などもコミュニケーションをとる話題として重要だ．後者の手書きDHカルテは1枚の紙にまとまっていて，患者さんの基本情報や今までの大まかな経過が一目でわかるように作られている．これを診療用カルテの裏に挟んでおく．当院の診療用カルテは透明のクリアファイルに入れているので，裏にDHカルテを挟んでおくと，診療用カルテを裏返すだけでDHカルテを読めるので便利だ（図3）．この手書きDHカルテの内容や形式は少しずつ進化している．そもそも，この手書きDHカルテは

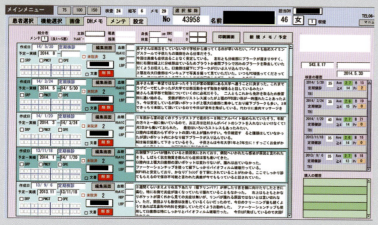

図1 デジタルDHカルテ
メインテナンス来院ごとにその日の特記事項をワープロ感覚で入力する．ここを開けば前回どうだったか一目でわかるようにしている

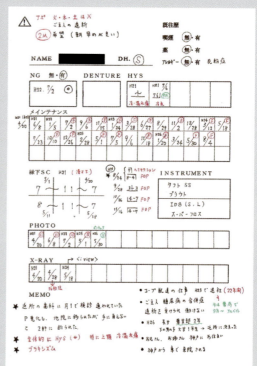

図2 アナログDHカルテ（手書きDHカルテ）
1枚の紙に患者さんの情報が一目でわかるよう記録しておく

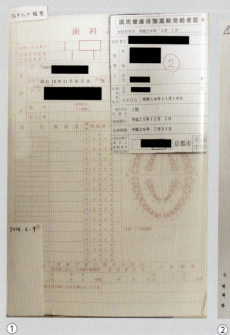

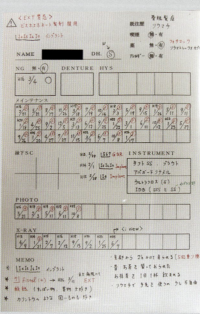

図3 診療カルテとDHカルテ
診療カルテ（①）を裏返すとアナログDHカルテになる（②）．1枚にまとめているのでいちいちページをめくらなくてもチェックできる

2. 歯周組織検査をするときの心得

私が作成を指示したものではなく，歯科衛生士が自主的に作成したもので，その進化も彼女たちの手によるものである．このような自主性は，院長の放任主義と相まってプロフェッショナル熟成の土壌となると信じている．

DHカルテには悪いところや痛みの出やすいところが記載されていて，施術前にこれをチェックすれば，担当歯科衛生士の「記憶」が蘇る．きっと，これを繰り返すうちに「記憶」が「記録」を凌駕するくらいの"スーパー歯科衛生士"が誕生するのだろう．院長は鈍感だから，その誕生に気づいていないだけかもしれない．

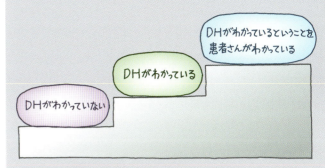

図4 "患者さんをわかっている"ということ
せっかく担当歯科衛生士が患者さんのことを"わかっている"のであれば，それを何気に伝えて"わかっているということをわかってもらう"ことは臨床ではとっても大切である

心得その二
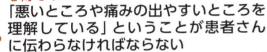
「悪いところや痛みの出やすいところを理解している」ということが患者さんに伝わらなければならない

これは『心得その一』と同じくらい大切なことである．これがなければ『心得その一』の意味が半減してしまう．たとえ夫婦の仲でも，声に出して言わなければ伝わらないことがある．これはかなりの実感をもって言えることだ（だって，言われたことがあるし）．毎日顔を合わせている夫婦でもそうなのだから，数カ月に一度顔を合わせるだけの患者さんであれば，さらにこのことは真理に近づく．

悪いところや痛みの出やすいところというメインテナンスの肝になる部位を"担当歯科衛生士が知っている"ということは当然なのだが，"担当歯科衛生士がそれを知っているということを患者さんが知っている"となると，次元が一つ上がることになる（図4）．たとえば前回，プロービングで痛みが出た場所があったとしよう．担当歯科衛生士がプローブを持って検査を始めるときに，「○○さん，前回右下の一番奥の歯ぐきを触ったときに痛みがありましたよね．今回は気をつけてしますが，それでも痛いようでしたら我慢せずに教えてくださいね」この何気ない会話のなかで，二つのことが患者さんに伝わっている．一つは，担当歯科衛生士が自分のことを"わかってくれている"ということ．そしてもう一つは，その担当歯科衛生士が自分のことを"気遣い，いたわってくれている"ということである．この「理解」と「いたわり」は，患者さんとの信頼関係においてなくてはならないものであり，検査をするときの何気ない一言でも，それが上書きされるのである．"わかっている"と伝えることは大事なんですよね，夫婦においても．

心得その三
声掛けのタイミングに意識的でないといけない

超音波スケーリングやハンドスケーラーによるSRP，PMTCなどの施術はもちろんのこと，プロービングのような歯周組織検査においても，患者さんへの声掛けはとっても大事なことである．実はこの声掛けをするタイミングは三つある．術前と術中，そして術後である（図5）．

メインテナンスにおいて，歯周組織検査前の声掛けでは『心得その二』が大事である．"あなたのことをわかっています"というメッセージが伝わる声掛けを心掛けたい．また，今回のメインテナンスまでの間に調子の悪いところがあったのであれば，その部位を教えてもらい，「炎症が強ければ痛みが出るかもしれないので遠慮なく教えてほしい」と伝え

ておく必要がある．

　術中は声掛けのタイミングが特に大切である．なぜなら，われわれは"われわれのタイミング"で声を掛けてしまう傾向があるからだ．プロービングが左から右に移るとき，上顎から下顎に移るとき，自分の椅子の位置を少し動かすときなど，"一息つきながら"声を掛けてしまうのである．これは，美容院や理容院で新人スタッフに髪の毛を洗われながら，「どこか痒いところはありませんか？」と聞かれているのと同じくらいにしか患者さんに響かない（新人スタッフに対して悪意はありません！）．

　術中の声掛けのタイミングは，あくまで"患者さんのタイミング"を意識したい．これは痛みが出そうとか，もう痛みが出ているけれども伝えにくい，というようなタイミングのことである．このようなタイミングのときに術者が声掛けをすると，患者さんは伝えやすい．強い痛みを我慢されて，最後の最後に爆発されると信頼関係はズタズタである．そのためには『心得その一』に戻り，痛みの出そうな場所を把握しておき，その部位をプロービングするときに必ず声を掛けるようにするのだ．

　術後の声掛けというのは"確認"のことである．この時点で患者さんが痛かった部位を訴えられ，それを術者が検査中に気づいていなかったとすれば……反省である．必ずDHカルテにその部位を書き留め，次回の検査や声掛けに生かさなければならない．

　そして，今回の検査結果がどうだったかということを"大まかに"説明する．当院では，アシスタントが書き留めた手書きのデータをPCに入力するのだが，入力が終了するまで患者さんは結果がどうだったのかとっても気になるものである．前回と比べてどうなのかを大まかに説明し，詳しくは入力が終わってから，モニタあるいはプリントアウトを使って説明する．手書きのデータを見ながら前回との比較をするときに，心強い助っ人がいる．それはアシスタントだ（図6）．アシスタントは前回のデータを見ながら書き留めていたので，変化した部位を

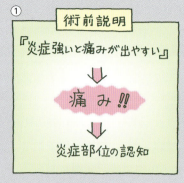
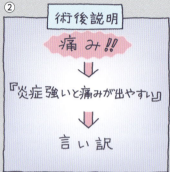

図5　術前説明と術後説明
　同じ説明であっても，それを術前（①）に伝えるのと，術後（②）に伝えるのとでは，患者さんへの伝わり方は異なることがある

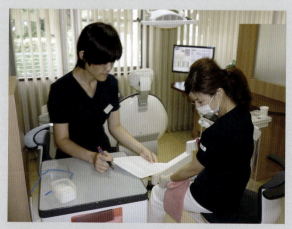

図6　アシスタントの役割
　アシスタントは常に前回のデータとのズレがないかチェックしながら記入をしていく．そのため術者よりもそのズレには詳しい．検査直後にはアシスタントにズレを教えてもらい，患者さんに大まかに伝えるようにしている

2. 歯周組織検査をするときの心得

よく把握している．術者はアシスタントの助言を参考にしながら，患者さんに"検査速報"を伝えることになる．

心得その四
施術は変化がないように心掛けなければならない

これは，検査のエラーを最小限にするための心得である．同じ患者さんに同じ歯科衛生士が担当することが理想であることはすでに解説した．それでは，実際のプロービングのことを考えてみよう．

まず，使うプローブの話．これは"信頼のおける"メーカーの"1種類"のプローブに統一すべきである．信頼のおけるメーカーであれば，製品によるズレは最小限である．特に，目盛りの幅やプローブの直径などは少し違うだけで臨床的に大きな差となってしまう．また，多種類のプローブを使っていると，プローブの違いでプロービング値は案外容易に変わってしまう．目盛りの幅が1mmなのか，2mmなのか，3mmなのかによって，同じ歯周ポケットの深さであっても読み方が変わってくる．人間の心理として，一番近い目盛りに引っ張られるように読んでしまうのである．そういう意味では1mmおきの目盛りが最も正確に測定できそうに思うが，そうとも限らない．たとえば，UNC 15プローブは世界的によく使われているプローブだが，1mmごとに目盛りが打たれ，4～5mmと9～10mm，14～15mmのところは黒く塗りつぶされている（図7）．UNC 15は他のプローブより少し太いだけでなく，細かい目盛りのために挿入時の摩擦が強く，アンダープロービングの傾向が出やすい．こうなれば，どのプローブが最も正しいかなどという不毛の探求は諦めたほうがよさそうだ．やはり，「信頼のおけるメーカーの1種類のプローブに絞る」ということが結論になる．

プロービング圧はどうだろう？ 大昔から25g重のプロービング圧が推薦されている．最近の力の単位はニュートン（N）なので約0.25N（0.3Nで実験してる研究者もいるが，きっとその研究者は人に痛みを与えることに喜びを感じるような性格かも．ドS？）．25g重というのは，そんなにエビデンスに裏づけられた数値ではないが，これより強く挿入していくと，結合組織性付着の抵抗で急に入りにくくなるので，その前に止めることになっている．内科の医師がお腹を外から触診で調べるときに，むちゃくちゃきつく押す人はいない．内臓の異常などがわかる程度に押している……はずである．プロービングも付着の位置がわかる程度に挿入しながらも，患者さんに痛みを与えないように留意したい．これは私見になるが，25g重という強さは強すぎるように思っている．たしかに，健康であればこれくらいの力では痛みが出ないのだが，炎症のある部位にこの力で挿入するとかなり痛みが出る．なので，プロービング圧に関してはもう少し小さく，でも一定を心掛けて行うほうが好ましいだろう．

それと，一定という条件にも"例外がある"ということを忘れてはならない．炎症が強すぎて通常のプロービング圧で痛みが出そうな場合，あるいは，

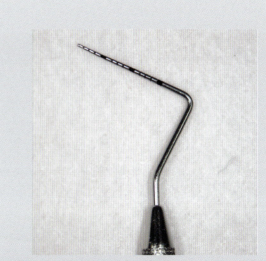

図7　UNC15プローブ
1mmごとに目盛りの刻まれたプローブで，4～5mm，9～10mm，14～15mmの部分は黒く塗りつぶされている．世界的にもよく使われているプローブである

もともと痛みに敏感な患者さんの場合は，もっとプロービング圧を下げてもよい．ただし，その場合は「ここは炎症が強いので加減して測定をしています．実際はもう少し数値が高いはずです」とつけ加えることを忘れずに．そうでなければ，再評価で炎症が引いて正常のプロービング圧で測定できたときに，数値が上がってしまうことがあり，がっかりする患者さんや不信感をもってしまう患者さんがおられるとマズイのである．ちなみに，SRP後の再評価でプロービング値が上がってしまうマズイ状況は，このプロービング圧を加減した場合と，初回検査時に歯肉縁下歯石が多量に付着していた場合，そして，初回検査時の見落としが考えられる．

　話は多少ずれてしまうが，プロービングミスについても言及しておきたい．前回もPCへの入力ミスについて解説したが，プロービングという検査のミスもわれわれの構えは同じである．つまり，「人間はたまにはミスをするという前提で物事を考えたほうがよろしい」ということである．前回のプロービング値が3mmで，今回が5mmだったとしよう．EBMの好きな先生であれば，「2mmのプロービング値の上昇は，付着の喪失が起こっている可能性が90％くらいあるんだから，かなりの確率で悪化している」と考えるかもしれない．たしかに，それも考えられる．そう考えた先生はよく勉強をされていると褒め称えたいところであるが，それしか考えられなければもうちょっと勉強を続けたほうが良い．なぜなら，前回の数値も，今回の数値も，両方とも正しいという前提でしか考えていないからである．前回は担当歯科衛生士が急病で休んでいて別の歯科衛生士が担当したかもしれないし，彼氏にフラれて上の空でプロービングしていたかもしれない（ないかこんなこと）．前回の数値が見落としの数値（つまり，アンダープロービング値）であった可能性は，絶対に棄却してはいけない．何回もメインテナンスでプロービングしていてもずっと見落としていた，ということもたまにはあるはずだ（院長としてはないことを祈っているが）．特に，1カ所だけ深い歯周ポケットがあって，それがかなり狭い範囲ということになれば，うまくそこにプローブを落とし込まないと見落としてしまうということはベテランでもあるのだ．もちろん，今回のプロービングがオーバープロービングだったということも棄却してはいけない．担当歯科衛生士は彼氏と喧嘩をして気が立っていたのかもしれない（ないかこんなこと）．

　閑話休題．施術は変化がないように，という話から大幅にずれてしまった．検査する側はできるだけ変化がないほうがよろしい．同じ歯科衛生士，同じプローブ，同じポジショニング，同じレスト，同じプロービング圧，同じ方向，同じポイント……どれも同じに測定しているからこそ，以前のデータと比較する意味と価値が生まれる．同じようにプロービングするためには心得ているだけではだめで，やっぱりトレーニングが必要．経験が浅い間は，誰かの口を借りて地道にトレーニングをしてもらいたい．ちなみに，当院に新卒歯科衛生士が入ったときに実験台になるのは私です．院長が体を張って（そんなたいしたことではないが）実験台になると，うまくなっていく過程を共有できてうれしくなるものです．いやほんとに（図8）．

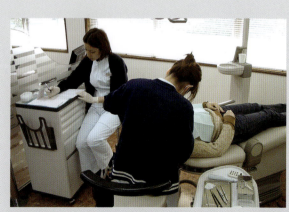

図8　プロービングデビュー！
　新卒歯科衛生士がプロービングデビューしたときの写真．不思議なことだが，プロービングにしても，超音波スケーリングにしても，PMTCにしても，3回ほど全顎の施術をすればスキルの向上を"身をもって"感じることができる

2. 歯周組織検査をするときの心得

心得その五
患者さんの変化には敏感でなければならない

これは，何から話をしてよいのか迷うくらいファクターが多い．あくまで肝の話だけにするので，読者自らの経験で世界を拡げてもらいたい．まず，待合室で待っておられるときや，診療室に入ってこられるときの患者さんの顔色や表情はチェックしたい．なにも"ガン見"する必要はない．"チラ見"で結構である．何か感じるものがあれば，何かがある可能性が高い．貧血気味の顔色が気になっていた患者さんのBOPが増えたとき，心配になって家族の方に尋ねたら実は白血病を隠しておられた，ということもあった（図9-①～⑥）．

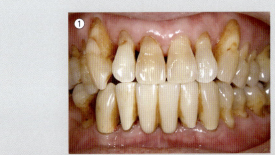
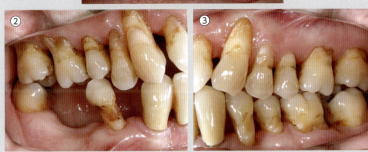
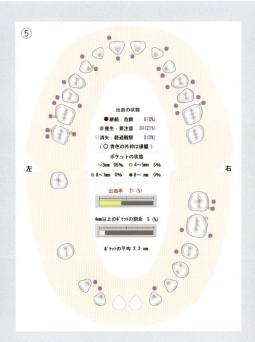
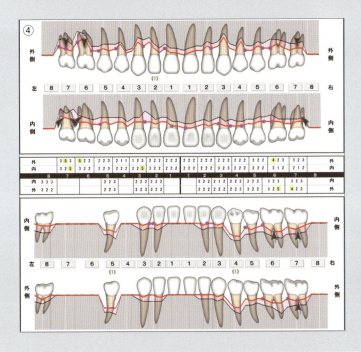
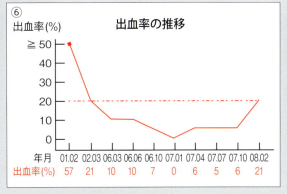

図9　BOP率の急変
　メインテナンス中に顔色だけでなく，歯肉の色調も若干貧血気味に感じた（①～③）
　プロービング値にはほとんど変化はなかったが（④），BOP率は急上昇した（⑤，⑥）．全身的な問題がないかどうか，家族の方に問い合わせたところ，慢性骨髄性白血病であると告白を受けた．おそらく赤血球や血小板の減少が歯周組織検査にも影響を与えている可能性がある

抑うつ状態のような表情の患者さんであれば，それに対する投薬を受けておられるかもしれない．このようなメンタルな病気に対する投薬などは，病名とともに伏せておきたいと思われる患者さんもおられるので要注意．生活習慣などに影響することもあるだろうし，たいてい唾液が減少してトラブルの元になるからだ．

　最初から全身疾患のことや投薬状況を教えてもらえる関係であれば，それらの変化を教えてもらうことは忘れずに（図10）．シェーグレン症候群や悪性腫瘍に対する放射線治療のように，唾液分泌に影響が出るような状況もあるし（図11），薬によっては歯肉が線維性に腫れたり（図12），出血しやすくなったりすることもある．喫煙量もときどき教えてもらい，量が変わっていなかったり，増えていたりすれば悲しい表情をしておこう（半分冗談で，半分本気）．ちなみに，血小板に影響の出る病気（白血病，血小板減少性紫斑病など）や投薬（抗凝固薬など），習慣（喫煙）は，BOPにも影響が出やすいということを覚えておいてほしい．歯周組織検査にも影響が出ることは驚きだが，患者さんとのコミュニケーションをとるうえでも重要な話題となるはずだ．

　歯周組織検査中は，口腔内の乾燥状態や，プラークの残存状態＆残存量，炎症の程度などの変化に敏感でいてほしい．口腔内の乾燥状態は唾液検査をしなければわからないというものではなく，粘膜のシワやデンタルミラーの引っ付き方，舌表面の状態などを見れば想像がつくし，実際プロービングをしているときに出てくる唾液の量で実感としてわかるはずである．また，患者さんの感覚もとっても大切な情報となる．

　プラークの量や硬さ，付着部位の変化もプロービングしているときに確認できる．当院では，プラークスコアを取るためだけに検査をすることはほとんどない（特にメインテナンス時）．プロービングをしているときに，同時にチェックしている（図

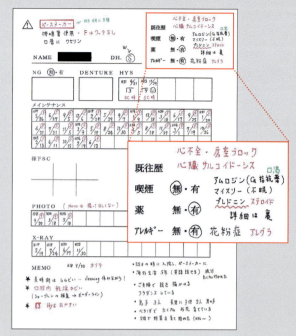

図10　服薬状況のチェック
　個人情報ではあるが，患者さんの承諾を得られるようであれば服薬状況を詳しく教えていただき，それをアナログDHカルテに記入しておく．メインテナンスでお見えになるたびに量や種類の変更がないか確認する習慣をつけておきたい

13）．そして，プラークが残っているからといって，すべて患者さんのブラッシングに責任を押しつけるのは卒業したいところだ．プラークが残るにはそれなりの事情があるはずで，もし患者さんが何らかの事情を話されたら，それは尊重していいと思う（医学的につじつまの合わないこともあるが）．アフタができていたから，口の中をやけどしたから，仕事が忙しかったから……，仕事が忙しくてもブラッシングくらい寝る前にできるだろうと思うだろうが，「そうですね，忙しいと歯磨きもサッサッとしてしまうでしょうし，それにストレスが溜まると唾液が

2. 歯周組織検査をするときの心得

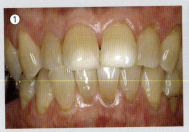 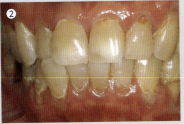 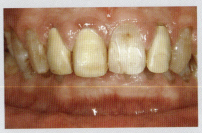

図11　シェーグレン症候群
　唾液減少が歯周組織にどう影響を及ぼすかは結論が出ていない．患者さんは唾液が少ないことで口腔内の悪化リスクが高いと考え，熱心にブラッシングをされていた（①）．ただ，友人から勧められた強酸性水による洗口で一気に実質欠損を引き起こしてしまった（②）

図12　降圧薬による線維性歯肉増殖症
　降圧薬や抗てんかん薬，免疫抑制剤は歯肉に線維性増殖を引き起こす代表的な薬剤である

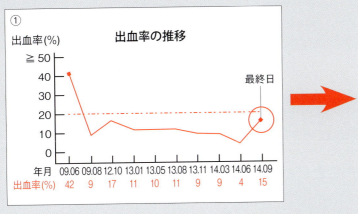 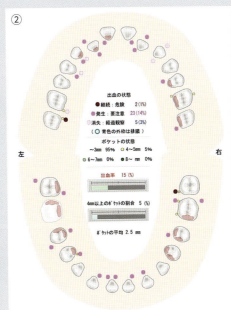

図13　プラークの付着状況
　プロービングをしながら，あるいは歯肉退縮量をチェックしながら，プラークの付着状況も随時アシスタントに伝えると，BOPと同時に患者さんに情報提供できる．ブラッシングに自信のある患者さんでBOP率が上がったので（①），プラークの付着している部位を伝えた（②）．きっと次回は修正をしてこられることと思う

　減少するので，同じ汚れでも硬くなって取れにくくなってしまうんですよね」と話を返すとどうだろう？　頑張ろうという気にはならないかもしれないが，少なくとも，罪の意識からは多少解放される．このように，責める言葉だけでなく，常に患者さんに"逃げ道"を残しておくことも信頼関係においては大切である．

　PCシステムの話の続きが，とってもアナログな解説になってしまった．アナログ人間の"性"ということでご容赦いただきたい．

Dr. Hiroが考える
メインテナンスのための院内システム

- 最初から"自分らしさ"を求めていると，大切なものが身につかない！（ことが多い）
- メインテナンスに際しては，『心得その一〜その五』を参考に，患者さんの施術に臨もう

3. ハイブリッド検査システム・続編

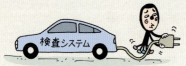

　ネット上の相談でこのようなものがあった．結婚式を挙げることなく子どもを授かり，頑張って子育てをしていた女性からの相談．ご主人が彼女のために，結婚式は無理でもウェディングドレスを着て写真撮影をするのはどうかと考えて，サプライズで写真撮影会を企画した．ここまでは微笑ましい光景が想像できるストーリーである．しかし，次の展開が意外だった．その若い母親は終始ハッピーではなかったというのだ．そんな態度をご主人にとってしまった自分を責めるくらい……．理由は自分の体形．写真は一生残るので，できるだけ体形を整えてから撮影に臨みたかったらしい．男性の私には理解しにくいところもあるが，なんとなく納得し，女性の感覚を理解することの大切さを学んだ．

> **本気になると世界が変わってくる．自分が変わってくる．変わってこなかったら，まだ本気になっていない証拠だ．本気な恋．本気な仕事．**
> **ああ，人間一度，こいつをつかまんことには．**
> 　　　　　　　　　　　　　『本気』坂村真民

　思い返すと，私が最も太っていたのはなんと結婚式！つまり，写真やビデオに映っている私は，自分史上最悪の状態．でも，その当時はそんなに気にしていなかった．今でもネタに使うことはあっても喜んで写真を見ることはない．やっぱりその若い母親の気持ちもわかるかも．

　結婚式が"最太"ということは，その後私は痩せたということだ．これは徐々に痩せたわけではなく，"ある事件"がきっかけである．勉強会でも一緒だった某○○先生は，当時若干ポッチャリされていたのだが，あるとき，別の先生に後ろから声を掛けられてショックを受けた．「山本先生だったんですね．○○先生だと思いました」AED（自動体外式除細動器）並みのショックで，私のダイエット魂が鼓動を始めた．しかも頻脈気味に．

　その後私は食生活の見直しとランニングで，1カ月で9キロほど絞り，巷で「山本は病気らしい」という噂が流れ始め，私に近づいてくる先生が急減した．もう20年以上前の話だが，私が本気になった瞬間であった．なんとなく，本気になるスイッチの入れ方を理解した私は，それ以後，太ってきたときやレース（マラソンやトライアスロン）までに体重を落とすと決めれば，目標体重にほぼピッタリ合わせる"技"を習得した（たぶんプラスマイナス100gくらい）．そしてダイエットに限らず，文献を読んだり，執筆したりするときにも同じように，本気スイッチが入るようである．スイッチが入ると家内は私に近づいてこない……ということを遡及的に理解している（そのときは集中しているので近づいてこないということに気づかない）．本気スイッチが入ると，していることが苦ではなく，楽に感じるので，長く続けられるようになる．過去の達成者たちは声をそろえて言う．「成功することのコツは成功するまで続けること」スイッチの入っている人には"諦める"という言葉は浮かんでこないのかもしれない．女性を前にしての会話．「（私）ダイエットのコツを知っていますか？」「（女性）……」「（私）簡単です．本気になることです」――きっと，私は嫌われている．

ハイブリッド入力システム
《BOP編》

　前述（p.7～）のハイブリッド入力システムの話は，"歯周組織検査担当者の心得"の解説のために寸断されてしまった．ここで少し時間を巻き戻してみたい．

　プロービングに関しては既述したが，そのときにBOP（Bleeding on probing），つまりプロービング時に出血するかどうかも記録してほしい（図1）．これは，"出血したかどうか"だけの記録で十分だと考えている．BOPにも「30秒以内に出血するかどうか」といった時間的要素を取り入れた考え方のものもあるし，「点状出血なのか」「隣接面に三角状に血液が溜まっているのか」，はたまたそこから「流れ落ちているのか」といった量的要素を取り入れた考え方のものもある．これらは多少炎症の強さなどを反映するかもしれないが，プロービングするたびに30秒じっと待ったり，その出血量を見届けたりするのはそ～と～時間のかかる作業になる（図2）．疫学調査や学術論文を作るときのデータ収集であれば，それなりの"意味"があるかもしれないが，臨床的には"かかる時間"と"もたらされる情報"を天秤にかけると割に合わない……と私は考えている．ということで，6点法で測定したプロービング部位において，"出血したかどうか"だけを記録している．

　ここで爆弾発言である．私はメインテナンスシステムの一環としてのプロービングではウォーキング（Walking）する必要はないと考えている．つまり，決まった6点だけをプロービングするポイント法（Point method）で十分だと考え実践している．教育現場では，プロービング時にウォーキングすることは当たり前の空気になっている，とある方から伺ったときは私なりにショックを受けたが，臨床家としてそれは受け入れられないと胸を突きだして反論した．

　プロービングには部位を決めて行う「ポイント法」とプローブでポケット底をズルズルこすりながら探る「囲繞法（Circumferential method）」があり，それぞれ利点・欠点がある．ポイント法はその部位の見落としは少なくなるが，プロービングしていない部位の変化はわからない．囲繞法では全部を診たことになってはいるが，沈着物が多いとエラーの連続になってしまう．そこで，その間を埋める方法としてウォーキングプロービング（Walking

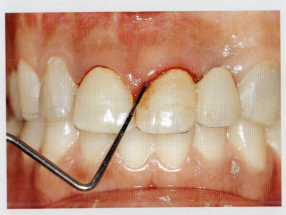

図1　プロービング時の出血（Bleeding on probing；BOP）
　時間も費用もかからずに，有用な情報をゲットできる代表格がBOPの検査である．プロービング後に出血したかどうかを記録するだけで，管理の状況や炎症の有無を想像できるし，リコール間隔の増減にも利用できる

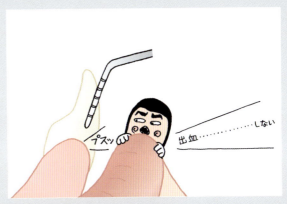

図2　待ちぼうけ
　プロービング後一定時間待って出血を確認する方法は，炎症の少ない患者さんほど待ちぼうけ率が高くなる．"イラチ"（訳：イライラ落ち着きのない）の私には無理かも

probing）が勧められている．これは，プローブを完全に歯肉溝から引き抜くことなく，少しずつスキップするようにプローブを移動していく方法である．細かいポイント法といってもよいかもしれない．そのかわり，ウォーキングではスキップしたすべての部位の数値を記録するわけではない（そんなことできないし……）．

　このウォーキングは臨床的な歯周ポケット底を立体的に捉えるには有効な方法である．そのため，SRP直前などに歯周ポケットの形態を確認するにはお勧めである．ちなみに，歯周外科前の場合は，ボーンサウンディング（Bone sounding）といって，歯周ポケット底ではなく骨頂を探る作業をする（蛇足）．なので，ウォーキングの有効性も十分理解してはいるが，メインテナンスのルーティンなプロービングではそれを採用していない．これは，BOPのときと同じように"割に合わない"のである．1回のメインテナンスを2時間くらいかけてじっくりできるのであれば問題はないかもしれない．しかし実際は，時間的制限のあるなかで最大の治療効果を狙ってプログラムを組まなければならないのが臨床家である．ウォーキングプロービングを10分以上かけてしている間に，歯周ポケット内の細菌バイオフィルムを減らすほうが患者さんにとってメリットがあると考えるのは私だけではないだろう．教育現場と臨床現場では違うんだ，なんて叫ぶつもりはないのだが，教育現場からの同調圧力に屈することなく，ここはリアリティ重視で良いのではなかろうか．

ハイブリッド入力システム
《歯肉退縮編》

　あなたの医院では歯肉退縮量を測定しているだろうか？（図3）これが案外測定されていない医院が多いのである．これは"MOTTAINAI"．なぜなら，歯肉退縮を測定するために歯肉頂の位置を記録するということは，"歯肉の位置"だけでなく"付着の位置"を知ることにもなるからである．というのは，CEJからの付着の位置を意味する付着レベル（Attachment level）というのは，「歯肉退縮量とプロービング値の和」なので，いつも測定しているプロービング値に歯肉退縮量を加えるだけで，付着の位置がわかるのである（図4）．これで，プロービング値という"距離"しかわからなかった検査から，"位置"もわかる検査に格上げされるわけで，歯肉退縮の測定は"あたり前田のクラッカー"なのである（平成生まれの先生はネットで調べてね）．

　歯肉退縮量の測定は，6点法のプロービングと歯頸部上で同じ部位を測定することになる．そうでなければ，付着レベルを算出するときに足し算できなくなる（あたり前田の……）．つまり，1歯につき6点ということになるが，そもそも歯肉退縮を起こしていないところは測定する必要はないので，実際はプロービング値の測定よりも測定部位が少なくなるはずである．測定は歯肉頂とCEJの距離，つまり，露出根面の幅を測ることになる．賢明な読者であれば違和感をもたれるかもしれない．なぜなら，この測定法であれば，歯肉頂とCEJが一致していれば歯肉退縮量ゼロということになるが，元々CEJまで結合組織性付着が存在したということからすれば，CEJより歯冠側に1mm程度の上皮性付着，そしてその歯冠側に最低でも1mm程度の歯肉溝が存在していたはずなので，CEJと歯肉頂が一致している時点で2mm程度の歯肉退縮が起こっているはずだからだ（図5）．しかしながら，CEJという基準を使わざるをえない状況からすると，マイナスの歯肉退縮，つまり歯肉頂がCEJより歯冠側に位置する状況は正確な測定が困難である．そのため「2mm程度，歯肉退縮が進んでしまった後なんだけど」と頭の中では呪文を唱えながら，CEJから歯肉頂の距離を測るわけである．もし，CEJが削られて存在しないとか，充填や補綴物に隠れているようであれば，何らかの別の基準を決めてもらったらよい．

さて，臨床的にみていこう．歯肉退縮量はプロービング値と違って，コンマ何ミリの測定も"やろうと思えば"可能である．ならばプローブではなくもっと精度の高い他の物差しを使うかというと，答えはNO．細かく測定しようと思えば思うほど時間を食うので，やっぱり"割に合わない"．当院では1mm単位での測定で行っており，微妙な歯肉の位置の変化は口腔内写真などで確認するように心掛けている．そのほうが，患者さんにも視覚的に理解してもらえるからである．ここまでは初回検査時の話で，2回目以降は測定の仕方を当院では変えている．

そもそも，歯肉退縮量というのはそんなにしょっちゅう変化することはない．SRPなどで歯肉退縮を起こすような場合は別として，メインテナンスで数カ月に一度程度の頻度で測定するときに，数値が上がったり下がったりすることはとっても珍しいことである．そのため，当院で2回目以降の歯肉退縮量を測定する場合，「アシスタントが前回の歯肉退縮量を読み上げ，それを術者が視認しながら変化のあったときだけ数値の変更をするようにアシスタントに告げる」システムを採用している．これだと術者は見ているだけなので費やす時間は最小限で済む．これを毎回術者が測定するシステムにするとどうなるだろう？ 1mm単位だと迷うような歯肉退縮量の場合，毎回数値が微妙に異なるという事態になってしまうのである．これは測定に時間がかかるだけでなく，PCへの入力も時間がかかってしまう結果となる．歯肉退縮量は，初回に"絶対量"を測定すれば，その後は"相対的な変化"だけを追っていけば十分事足りる．もし心配なところが出てくれば，以前に撮影した口腔内写真と比較すれば良い．

ちなみにPCへの入力は，前回のデータを一括コピーすれば前回の歯肉退縮量がそのまま今回のデータとして入力される（クリック1回！）．変化のあったところだけ書き換えればいいので，入力も楽チンである．

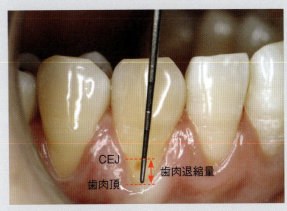

図3 歯肉退縮量の測定
CEJ（セメント-エナメル境）から歯肉頂までの距離を測定する．つまり"根面の露出量"を測定することになる．もしCEJが充填物や補綴物で確認できない場合は別の基準を設定し，記録用紙にその基準を記入しておく．CEJを越えて歯肉が増殖しているような場合はマイナスの歯肉退縮として記録できるが，測定は案外難しい

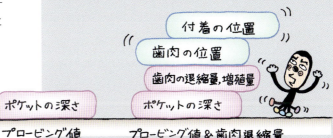

図4 プロービング値 VS プロービング値&歯肉退縮量
プロービング値に歯肉退縮量が増えるだけで情報量が4倍になる！

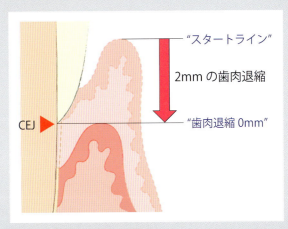

図5 2mmのフライング
CEJを基準にした歯肉退縮量測定では，ゼロの時点ですでに2mmほどの歯肉退縮が起こっている．つまり2mmのフライングをしていることになる

結局，メインテナンスではプロービング値は毎回全顎測定し，歯肉退縮量に関しては変化したところを探すスタイルになる．これは，プロービングは誤差が大きく，前回のデータにミスがある可能性があるという前提で測定しているのに対して，歯肉退縮量は誤差が小さく，前回のデータの信頼度が高い，という事実に基づいている（図6）．もちろん，時間の節約という視点もあるが……．

　前述のBOPと歯肉退縮量の測定は，基本的に関係はないのだが，たま～～に関係することがあるので蛇足．

　出血が多いようなときは，歯頸部に血液が流れ込み，歯肉退縮量の測定がしにくいことがあるので要注意．炎症のほとんどないような症例であれば問題ないが，炎症が強い場合は歯肉退縮量を先に測定しておいたほうが無難である．結論．「歯肉退縮量」→「プロービング値」→「BOP」の順番に測定していくのが"後悔しない"やり方だ（図7）．ちなみに，当院では「プラークの付着状況」なども検査結果として残すような場合があるが，そんなときは歯肉退縮量と同じく，最初に見ておいたほうが無難である．だって，血で覆われたプラークはとってもわかりづらいです．

歯周組織検査の行方

　ここまで，「プロービング値」「BOP」「歯肉退縮量」の測定についてのポイントをまとめてきた．しかし，歯周組織検査はそれだけではない．その他に当院で測定している項目は，「根分岐部病変の進行度」「歯の動揺度」「排膿の有無」などがある（図8）．必要に応じて「プラークの付着状況」「カリエスの発生状況」「歯間ブラシのサイズ」「歯根破折の有無」などが加わることになる．アシスタントが記入する用紙は手書きなので，気になるような情報はどんどん術者が口頭で伝えて記入してもらえる．すべてがPCに入力できる項目とは限らないが，検査以外の情報も大切なデータなので，後ほどDHカルテに記入することもある（図9）．PCでは決まったことしか入力できないが，アナログの手書き用紙というのはたいへん便利で，何でも書き込めるのが魅力である（図10）．舌や頬粘膜の"数値化できないような状態"も簡単に書き込めるし，プロービングしながらの術者が感覚的につかむ唾液量の変化などについても，数値ではなく，文章で書くことができる．デジタルに邁進するときでも，ぜひともアナログのシステムを排除するのではなく，"いいとこ取り"することをお勧めする．やっぱり，ハイブリッドが今のところベストチョイスである．

検査直後の説明

　さて，皆さんが患者さんだとしたら，歯周組織検査直後は何を知りたいだろうか？　もちろん，検査結果はアシスタント役を務めた者がPCに入力して，それをモニタに表示したり，プリントアウトして患者さんにお見せしたりするのだが，それにはある程度の時間が必要である（当院ではだいたい5分）．でも，それまでに患者さんはその結果を知りたいものである．そのため，検査が終わって患者さんが洗口されている間に，チェアサイドで術者とアシスタントの話し合いが始まる（図11）．このとき，最もデータの変化を知っているのは"アシスタント"である．なので，アシスタント主導でのディスカッションということになる．術者は"前回と比べて変化のあったところ"をまずアシスタントに教えてもらい，患者さんに伝える．出血部位の数も大まかに捉えて，"増えたか，減ったか"くらいは言えるはずである．

　このときの言葉の選択にも気をつけたいところである．一番マズイのは，元々悪いところをさら強調して患者さんを追い込むような説明の仕方である．「やっぱりここは悪いですね～」なんて言われても，

3. ハイブリッド検査システム・続編

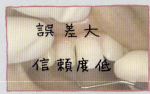
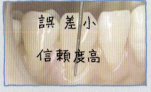
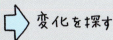
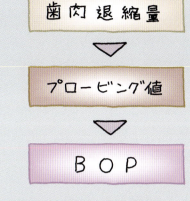

図6　検査スタイルの違い
　データの誤差と信頼度によって検査スタイルを変えることにより，全体として時間の短縮とデータの信頼性向上につながる……と私は信じている

図7　後悔しない検査の順序
　BOPはプロービングの後に調べることになるし，出血してからの歯肉退縮量の測定はしにくいので，最初にしておくことをお勧めする

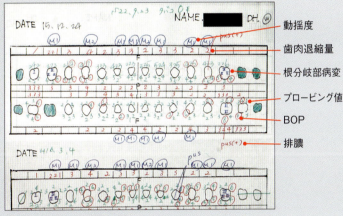

図8　歯周組織検査用紙
　A4用紙に片面で3回分，両面で6回分のデータが手書きで記入できる

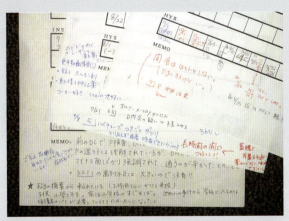

図9　アナログDHカルテ
　手書きのDHカルテであれば患者さんとの会話から拾った情報を気軽に記入できる．これらも患者さんとの絆を強くするためのたいへん重要な情報である

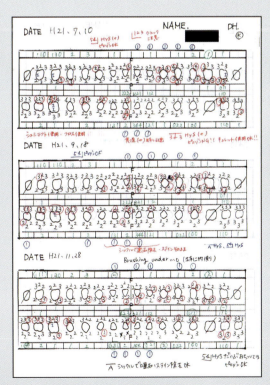

図10　検査用紙への他の情報の記入
　検査日に気になったことなどは検査項目に関係なくどんどん書き込むようにしたい

頑張ろうという気にはならないのである．なぜなら，"動的治療で良くならなかった部位" だから．深い歯周ポケットだけれどもメインテナンスに入ったところというのは，頑張ったけれども良くならなかった部位なので，使う言葉には神経を使うべきである．たとえば，「悪いところ」ではなく，「弱いところ」と言うのはどうだろう？　これだと，患者さんにも定期的にケアを受けなければならない部位と思ってもらえるだろうし，自分でもしっかりセルフケアしなければならない部位と思ってもらえる．一番リスクが高い部位なのでさらに悪化しやすいが，その部位を心得てもらうことで患者さんにはある程度の"覚悟"ももってもらえる．「弱いところ」の代わりに「心配なところ」という表現も OK である（図12）．誰が心配かというと，患者さん本人と患者さんのことを一番よくわかっている担当歯科衛生士が心配なのである．「心配なところ」には生物学的に弱いということよりも，行く末を案じる気持ちが込められているので，別方向からの見方といってもいいだろう．ただし，この表現を気に入って何度も使わないように．繰り返し「心配なところ」と言われるのは古傷を触れるような気分になるものだ（図13）．

　前回と比べてプロービング値が上がった部位も，配慮が必要である．メインテナンス慣れしている患者さんでは説明する前にわかっていることもよくある．出血を伴うようなときは，たまたま炎症が強くなっていて"歯ぐきが緩んでいる"というような説明ができるかもしれない．どうして炎症が強くなったのかは残念ながらわからないことが多い．前回のメインテナンスから今回までの間に"何か"があったのか，前回あるいは今回の測定にミスがあったのか，不明である．体調を崩すようなことやストレスが溜まる生活などが本当に関係あるのかは誰もわからないが，患者さんが納得される原因であればそれで OK である．出血もなく，プラークコントロールも良いようなときにプロービング値の上昇が認められたようなと

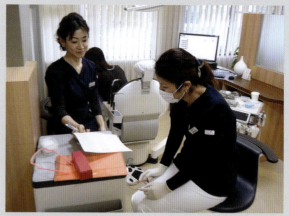

図11　検査直後のディスカッション
　検査直後はデータの変化をチェックしていた記入係が術者に"どこがどう変化したのか"を伝える．それを受けて，術者は患者さんに検査結果の"速報"を伝えることができる

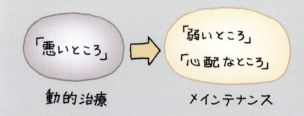

図12　深い歯周ポケットの表現
　同じ深い歯周ポケットを表現するときでも，これから治療するときには「悪いところ」と言って治療を受ける覚悟をもってもらうが，治療で改善しなかった深いポケットをメインテナンスのときに「悪いところ」と言ってしまっては患者さんも浮かばれない

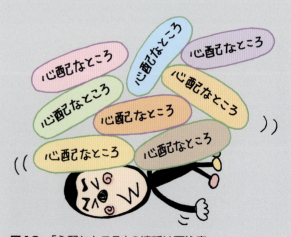

図13　「心配なところ」の連呼は要注意
　「心配なところ」という言葉は決め言葉としては効力をもつが，案外重い言葉なので何度も使うとかえってネガティブな気持ちを誘導してしまう．お気をつけあそばせ！

3. ハイブリッド検査システム・続編

きはさらに説明は難しい．患者さんといっしょに，「どうしてでしょうね〜」と首をかしげることもある．でも，大事なのはその後である．原因の説明ができなかったとしても，「深くなっているときにはバイ菌が増えているので，このタイミングで来てもらったのは良かったです．私がしっかりバイ菌を除去して安定させますのでご安心ください」と言われると，"メインテナンスに来て良かった"と思ってもらえるのである．あるいは，心配そうにされている患者さんに「お任せください．しっかりバイ菌を退治しますから」くらいの啖呵を切ってもいいのである．万が一，次回さらに悪化していれば，そこだけ再治療に来てもらう手もあるわけであるし，患者さんといい関係を維持しながらメインテナンスに引き続き来ていただくための方策は常に念頭に置いておきたい．

また，メインテナンスでは基本的に"現状維持"を目指している．つまり，「悪くならない」ということを目標にしているわけだから，前回と比べてデータに変化がなければ，これは目標を十分クリアしていることを意味している．つまり，変わっていなければ合格なのである．しかしながら，術者は変わっていないというところは気が抜けることがあるようで，「変わっていません」と伝えてしまうのである．これも"MOTTAINAI"．「変わっていません」と言われてうれしい人は限られているのである．ぜひ，「うまく維持できています」とか，「とても安定しています」というようなポジティブな言葉を選びたいところである（図14）．

われわれは悪いところを見つけて治すプロフェッショナルというところがあるので，悪いところや悪くなったところを見つけるのは得意である．そんな習性があるわれわれはどうしても，悪くなったところを「×」，変わらないところを「△」，良くなったところを「○」と評価してしまうが，メインテナンスでは，悪くなったところは「△」，変わらないところは「○」，良くなったところは「◎」という認識に変えたほうがいいかもしれない．うん，きっと．

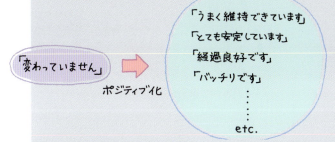

図14　言葉のポジティブ化
"メインテナンスに来て良かった"と思ってもらうためには言葉の選択に敏感でなければならない．こういったことの積み重ねがメインテナンスの継続につながる

 Dr. Hiro が考える
メインテナンスのための院内システム

- 臨床現場ではリアリティ重視．患者さんにとっても術者にとっても有益な，効率よい検査手法をとろう

- 記録は，「PCカルテ（デジタル）」と「手書きカルテ（アナログ）」の"いいとこ取り"が臨床上実用的である（ハイブリッドシステム）

- 「付着レベル＝歯肉退縮量＋プロービング値」．歯肉退縮量→プロービング値→BOPの順で検査し，臨床で有効活用しよう

- 患者さんに"メインテナンスに来て良かった"と思ってもらうためにも，医療職は「言葉の選択」に敏感であるべし！

4. 歯周組織検査ソフトを考える
（山本歯科の場合）

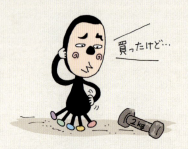

　先日，Na Leo（ナレオ）という，ハワイでは超有名なグループのライブを観に行ってきた．ビールやワインを飲みながらのライブは，いつ行っても刺激的なものである．実は，2年ほど前にも彼女たち（女性3人組のトリオです）のライブを観に行った．そのときに"良かった"というのが今回の参加理由である．今回のライブで私が一番反応したのは，今年で彼女たちは"結成30周年"という話だった．それを聞いた瞬間，「この人たちはいったい何歳なんだ？」と女性には失礼なことも頭をよぎったが，学生時代に結成したときに初めて歌った曲などを披露してくれたときには，彼女たちの間で流れた30年という年月に，敬意に近い感情が湧いてきた．

　実は，2014年（平成26年）11月で当院は開院20周年を迎えた．歯科医師になって30年，歯科医院を開業して20年，という10進法上は，キリの良い年である．医院が20歳ということは"成人"になったわけで，一人前の仲間入り，というところかもしれない．しかしながら，20年という年月を聞いて私が最初に思いつくのは，伊勢神宮の式年遷宮である．

　2013年（平成25年）10月にその儀式が終了したことをご存じの方も多いだろう．20年ごとに社殿を造り替えて神座を遷すシステムは驚きだが，それが西暦690年から中断，延期を挟みながらも続いていることには驚きを通り越している．どうして，20年に一度遷宮を行うのか，という理由は専門家に任せておくが，職人の仕事に興味のある私にとって最大の関心は，この20年に一度の造り替えで，宮大工としての"仕事の伝承"ができるという事実である．若くして参加する宮大工は「見習い」ということになる．それが，20年後には若い見習いを指導する「棟梁」になっていて，さらにその20年後には，棟梁ににらみを利かす「後見」という立場になっている．大工としての立場や，レベルの節目に式年遷宮が行われるために，仕事の伝承が自然と行われていることになる．つまり，20年という年月は，"一人前の成人"ということより，"次の世代への伝承"を考えるきっかけにすべきではないか，と私は感じるわけである．

　本書を執筆することになったきっかけの一つはそこにある．20年という年月を経験した当院は，「棟梁」として「見習い」に何か伝えることがあるんじゃないか．「後見」の前で，襟を正しながらも，20年後に今の見習いが価値ある伝承ができるよう，自分の築いてきたことを伝えることは何らかの意味があるんじゃないか．多少，使命感のようなものをもちながら本書を書いているつもりである．話の流れで読者は見習いのようになってしまったが，これは本意ではないことは"大人の"読者であれば十分ご理解いただけることと信じている（なので怒らないでね）．

> **随所に主となれば，立つ処みな真．**
> 臨済禅師

歯周組織検査ソフトの選び方

　ハイブリッド入力システム（1, 3章参照）で, PCにデータをインプットし, 検査ソフトの力を借りて出力する. チェアサイドのモニタに映しながら説明することもあるし（図1）, プリントアウトしたものを使うこともある（図2）. あるいは, モニタに前回のデータを出しておいて, プリントアウトした今回のデータを比較してもらうこともある. モニタ上でも2回分のデータ比較はできるが, 小さくて患者さんには見にくいため, 私は採用していない. モニタ上では, いつでも過去のデータを引っ張り出してくることができるし, 経過を見てもらえる. 数値だけでなく, 口腔内写真やX線写真といった画像も見てもらえるのでたいへん便利である.

　私の場合, 検査ソフトの選択には迷うことなく, すぐに決めてしまった. しかし, 使っているうちに"ソフトを選ぶときのポイント"というものがあることが見えてきた. 全くの私見ではあるが, 思いつくままに解説してみたい.

①"宝の持ち腐れ"ソフトに要注意

　ITの進化は著しく, 検査ソフトもその例外ではない. 世にあるモノは"最新が最良"とは限らないが, ソフトに関しては最新がお勧めである. ただし, それが臨床において最良とは限らない. 検査ソフトの進化というのは, 私の知るかぎり, 全く違うプレゼンテーションに変わるということは少なく, 「多機能化」, あるいは「機能の詳細化」ということを意味している. 全く違うプレゼンになると, 一部のITオタクには大歓迎されるかもしれないが, それを見る患者さんや扱うわれわれが戸惑うという配慮もあるのかもしれない.

　多機能化すればするほど, 機能の詳細化がはかられればはかられるほどどうなるかというと, その分"使わない機能が増えてくる"ということになる. 患者さんへの説明などで使える時間は限られているので, 使う検査ソフトの機能も限られてくる. 一番よく使う機能が患者さんにとってわかりやすく, モチベーションにつながる配慮がされている検査ソフトを選ぶべきである.

　実はこの"宝の持ち腐れ状態"というのは, 検査ソフト会社にとってはメリットがある（良心的なソフト会社の皆さん, ごめんなさい！）. なぜなら, 通常検査ソフトは"たくさん売れて, メインテナンスしなくてすむもの"が一番利益率が高いからである.

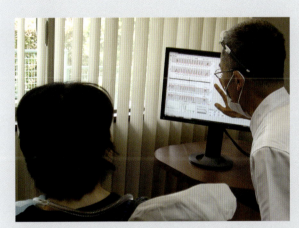

図1　モニタによるデータ説明
　モニタにはその日のデータだけでなく, 過去のデータや口腔内写真, X線写真など, あらゆるデジタルデータを表示できる. データの比較をするにも便利である

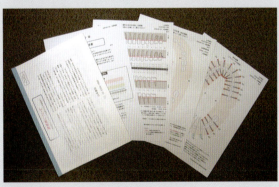

図2　プリントアウトによるデータ説明
　検査後は印刷してお渡しするが, そのプリントアウトを見てもらいながら説明することもできる. モニタに過去のデータを表示しておいて, プリントアウトと比較してもらうこともある

テレビショッピングで一目惚れして買ったダイエット器具は、たくさん売れた後に修理などの依頼がないほうが、利益が上がる．修理の依頼がないというのは、その商品の"耐久性が良い"ということを意味しない．通常は、その商品を"買ったけれども使わない"から、修理の依頼がないのである．検査ソフトも同じで、業者の方が商品説明に来られて「よっしゃ、やったろか！」と張り切って購入したのはいいが、使うのは最初だけで、結局埃をかぶってしまうという状況は、その業者さんにとってはビジネスとして最も"オイシイ"のである．ここまで書いてきて、自分たちの治療も"たくさん売れて、メインテナンスしなくてすむもの"にならないよう心掛けねば…と、襟を正す私です．

②見やすく、わかりやすく、動機づけになる

基本的に、患者さんの視覚に訴えるものなので、見やすくないといけない（図3）．PCを使いこなすんだから、多少今風にカッコイイほうが良いとは思うが、歯周病年齢になって目が悪くなってきているような患者さんでも、見やすく、わかりやすいプレゼンになっていることが好ましい．そして、改善や維持といったポジティブな経過を見たときに、「メインテナンスを受けていて良かった」と思ってもらえるようなソフトであってほしい．メインテナンスの肝は、患者さんの「継続来院」なのだから、ソフトにもぜひ、その後押しをしてもらいたいものだ．

③入力者フレンドリー

これは、実際にデータを入力するスタッフにとっては死活問題である．入力が簡単に、短時間でできる工夫がされているほうが良い．カーソルが自動的に動いていくとか、前回の数値とそんなに変化の出ない「歯肉退縮量」などは一括コピーで、前回のデータをクリック1回でもってこられるほうが便利である．できるだけ入力データは少ないほうが良いので、新たなプレゼンをするために新たな入力が増えていかないように配慮されているほうが好ましい．

④ウケねらいだけではなく、エビデンスも配慮

"ウケる"のは最初だけ．2回目からは、それが当たり前になる．そんなことよりも、患者さんが数カ月に一度メインテナンスに来られてデータ収集したときに、エビデンスのある説明ができるほうが説得力をもつ．この場合のエビデンスは、たいてい海外の論文を参考にしているものなので、目の前の患者さんの今の状況に当てはまるとはかぎらない（元来EBMとはそんなものなのだが…）．しかしながら、データの説明にエビデンスを交えて話をできるほうが、患者さんとしても納得されることが多い．ただ、エビデンスは患者さんに"喜んでもらう"ような使い方をしたいものだ．あんまり"ヘコます"ようにばかり使っていると、「継続来院」という言葉がどんどん遠ざかっていってしまう．

⑤患者さんフレンドリーなソフトに少しずつアップデートしている

"ソフトが売れるため"のアップデートではなく、

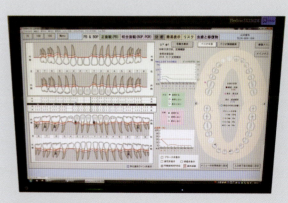

図3 検査ソフト
見やすく、わかりやすいことが"患者さんフレンドリー"な検査ソフトの必要条件である

4. 歯周組織検査ソフトを考える

"患者さんに喜ばれるため"のアップデート，という視点が，検査ソフト作成者に必要である．ユーザーの声が業者に届くようなフィードバックがなければ，ITオタクの方向にずれていく可能性がある．業者とわれわれの関係は，「売る人と買う人」ではなく，「作る人と使う人」であり続けることが大切なように思う．

検査ソフトとの出会い

当院ではデネットシステム（http://home.att.ne.jp/blue/denet/）という検査ソフトを10年以上にわたって使っている．ソフトとの出会いは友人からの紹介である．当時，他に有名なソフトもあったのだが，将来の可能性を感じてデネットシステムを採用した．初めてプレゼンをしてもらったときには，はっきり言って"イケテナイ"イメージしかなかったのだが，ソフトの改善に協力させてもらうという約束で購入を決めた．それ以降は，怒涛のアップデートの連続で，私が希望する機能やレイアウトを「いや〜，それは厳しい」と言いながら，顔から汗をかいている担当者（ソフト作成者）に，笑顔で「よろしく〜」とゴリ押ししていた．ソフトの名前も『歯科維新』という"イケテナイ"ものを改め，『デネットシステム（以下，デネット）』に変わったという経緯もある．そのソフトを本書で解説することは，彼にとっては宣伝になると同時に，他社にリークすることになるので，複雑な心境のはずである．いつものように，ここはゴリ押しして話を進めたい．

入力と保存

入力用PC（入力機）で基本的には入力をするが（図4），各チェアサイドのPCでも入力できる．これは，ネットワークを組んでいるメリットである．入力機が使用中であっても，別のPCから入力できる．入力は歯周組織検査だけでなく，口腔内写真の取り込みも同じように，入力機を基本として行っている．バックアップは，待合室プレゼン用に使っているPCのハードに毎日行っている（図5）．データのバッ

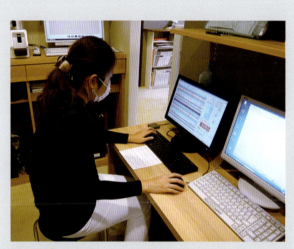

図4 データ入力
入力用PCを1台確保しているが，このPCの調子が悪くなったり，混み合って入力待ち状態になりそうなときには，チェアサイドのPCからも入力できる

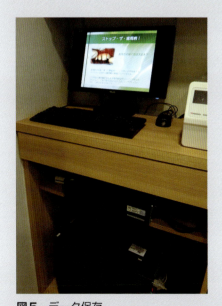

図5 データ保存
以前はディスクに上書き保存していたが，現在は余力のあるPCのハードに毎日保存している．私の個人的なPCにも保存しているが，それはどこでもデータを見たいという私の都合である

クアップは必ず習慣化しなければならない．デジタルデータは一瞬にしてなくなる可能性があるので，念には念を．DVD-RWなどに上書き保存していたときもあったが，当院にはPCがたくさんつながっているので，PCのハードディスクに上書き保存する方法に変えた．同時に，すべてのハードディスクが壊れる可能性はきわめて低いし，DVD-RWのようなディスクを毎回スロットに入れて上書き保存するのは，案外邪魔くさい．もちろん，外付けハードに保存するのもOKだ（こちらのほうが正統派）．

「ハイブリッド入力システム」（3章参照）で解説したように，検査結果は紙に書かれているので，その数値を入力することになる．一般的に，PCでの入力は数字や文字のキーを押した後に［Enterキー］を押して決定する．でも，たくさんある数値の入力でいちいち［Enter］を押すのはとても煩わしい．以前は，左指で数値，右指で［Enter］を叩いていたが（つまり二刀流），今ではカーソルが数値の入力と同時に次の部位に動くので一刀流になった．また，メインテナンス患者さんの歯肉の位置が，数カ月の間に変化するのは稀なので，「歯肉退縮量」は前回のデータを一括コピーできるようにしている．これは，デジタルの強みである．もちろん，歯の動揺度や根分岐部病変の進行度も入力する．

プロービング値の表示

患者さんフレンドリーなプロービング値の表示はどう考えれば良いだろう？　少なくとも，数値の羅

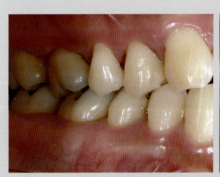
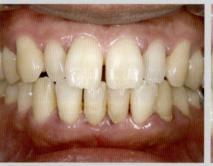
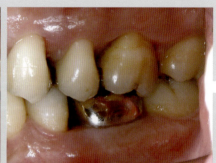

初診時

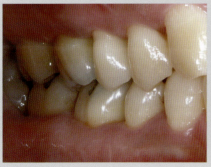
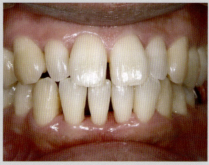
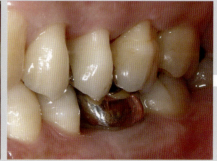

再評価時

列は視覚的に理解しにくい．これは，われわれでも同じである．28 本 168 カ所のプロービング値が白い紙に黒い数字で書かれていてもイメージは湧かない（図 6- ①）．そこで色分けを採用した．数字を色分けしても見にくいだけなので，数字の背景を色分けする．当院の色分け基準は 1 ～ 3mm は「白」，4，5mm は「黄色」，6，7mm は「うす緑」，8mm 以上は「濃い緑」となっている（図 6- ②）．色が 2mm ごとに変わるというのが“ミソ”である．理由は二つある．

まずその一つめ．米国歯周病学会が 1996 年にまとめた Annals of Periodontology によると，SRP 後の治癒では，中等度の歯周ポケット（4 ～ 6mm）で平均 1.29mm のプロービング値の減少があり，深い歯周ポケット（7mm 以上）で平均 2.16mm のプロービング値の減少があるとされている．ということは，前述の色分け基準を採用すると，SRP 後，色が変わる可能性が高いということになる．これはとっても重要なことである．数値の変化よりも，色の変化のほうが視覚的にはずっとずっと“改善”を感じることができるからである．メインテナンス中に急に変化することは少ないが（歯根破折が多いが，この場合は悪化），動的治療の再評価時には威力を発揮する．

動的治療を頑張った患者さんには，再評価時にその“ご褒美”が待っている．普通に頑張るだけで色が変わるからだ（図 7，8）．初回検査時と再評価時のデータを，患者さんと一緒に比較してほしい．プロービング値だけでなく，患者さんの“目の色”も変わるはずだ，きっと．プロービング値の背景の

		6 3 8	6 3 12	8 3 7	5 2 5	4 3 4	4 3 4	3 2 3	2 2 4	4 2 3	4 2 3	4 3 8	5 3 3	9 4 6	9 4 4	
		6 3 7	6 3 9	6 5 6	5 5 8	3 2 3	4 3 4	4 3 3	3 3 3	5 3 4	4 3 4	6 5 8	4 3 5	12 5 5	7 4 3	
8	7	6	5	4	3	2	1		1	2	3	4	5	6	7	8
6 6 7	7 4 5	5 4 8	3 3 4	3 3 4	3 3 4	4 3 5	6 3 4		6 4 3	3 3 3	3 3 6	7 3 4	4 3 4	4 3 5	4 3 6	5 4 6
7 6 6	7 3 3	4 3 6	3 3 3	3 2 3	3 3 5	6 4 5	7 3 4		6 3 4	4 3 5	4 5 7	7 3 4	3 3 6	6 3 4	3 3 4	4 5 5

① 背景色をつけない状態

		6 3 8	6 3 12	8 3 7	5 2 5	4 3 4	4 3 4	3 2 3	2 2 4	4 2 3	4 2 3	4 3 8	5 3 3	9 4 6	9 4 4	
		6 3 7	6 3 9	6 5 6	5 5 8	3 2 3	4 3 4	4 3 3	3 3 3	5 3 4	4 3 4	6 5 8	4 3 5	12 5 5	7 4 3	
8	7	6	5	4	3	2	1		1	2	3	4	5	6	7	8
6 6 7	7 4 5	5 4 8	3 3 4	3 3 4	3 3 4	4 3 5	6 3 4		6 4 3	3 3 3	3 3 6	7 3 4	4 3 4	4 3 5	4 3 6	5 4 6
7 6 6	7 3 3	4 3 6	3 3 3	3 2 3	3 3 5	6 4 5	7 3 4		6 3 4	4 3 5	4 5 7	7 3 4	3 3 6	6 3 4	3 3 4	4 5 5

② 色分けで表した状態

図 6　初回検査時のプロービング値

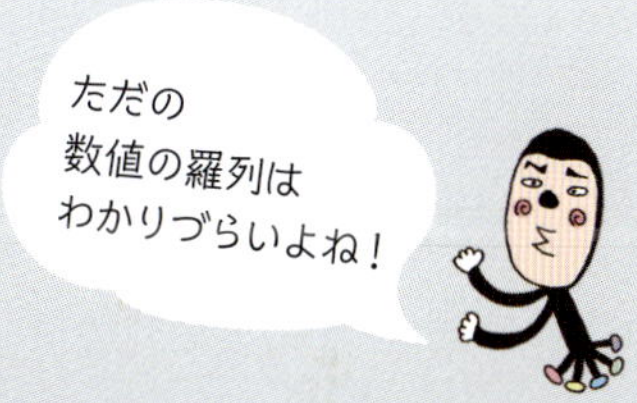

ただの
数値の羅列は
わかりづらいよね！

背景色が白一色だと，良いところや悪いところの実感が湧いてこないが（①），PD の深さに合わせて色を変えると視覚的に理解しやすくなる（②）．PD が深いほど濃い色になっている

		3 2 3	3 2 8	3 2 2	2 2 5	2 2 2	2 2 2	2 2 2	2 2 2	3 2 2	2 2 2	2 2 4	2 2 2	8 2 3	5 2 3	
		4 2 5	2 2 6	4 2 3	2 2 3	2 2 2	2 2 2	2 2 2	2 2 2	3 2 2	2 2 2	2 2 4	2 2 3	7 2 3	3 2 2	
8	7	6	5	4	3	2	1		1	2	3	4	5	6	7	8
7 6 6	5 2 2	3 2 3	2 2 2	2 2 3	2 2 2	3 1 2	2 1 2		4 2 2	2 1 2	2 2 2	2 2 2	2 2 2	3 2 3	3 2 4	4 4 5
6 5 6	6 2 2	2 2 3	2 2 2	2 2 2	2 1 2	3 2 2	3 2 2		3 2 2	2 2 2	2 2 3	3 2 2	2 2 6	3 2 3	2 2 2	3 3 4

図 7　再評価時のプロービング値

2mm ごとに色が変わる設定であれば，再評価時にその改善が実感しやすい．どうせなら患者さんに喜んでもらえる設定を優先したい

		3 2 3	3 2 8	3 2 2	2 2 5	2 2 2	2 2 2	2 2 2	2 2 2	3 2 2	2 2 2	2 2 4	2 2 2	8 2 3	5 2 3	
		4 2 5	2 2 6	4 2 3	2 2 3	2 2 2	2 2 2	2 2 2	2 2 2	3 2 2	2 2 2	2 2 4	2 2 3	7 2 3	3 2 2	
8	7	6	5	4	3	2	1		1	2	3	4	5	6	7	8
7 6 6	5 2 2	3 2 3	2 2 2	2 2 3	2 2 2	3 1 2	2 1 2		4 2 2	2 1 2	2 2 2	2 2 2	2 2 2	3 2 3	3 2 4	4 4 5
6 5 6	6 2 2	2 2 3	2 2 2	2 2 2	2 1 2	3 2 2	3 2 2		3 2 2	2 2 2	2 2 3	3 2 2	2 2 6	3 2 3	2 2 2	3 3 4

図 8　変化の大きい部位の表示（図 7 と同じ再評価時）

2mm 以上改善したところは青線，悪化したところは赤線が下線として入る．1mm の変化で付着の喪失が起こっている可能性は 50% で，それが 2mm になると可能性が 90% まで跳ね上がるんですよね～

色分けは，再評価を"喜びの場"にする心強い味方になる．

　2mmごとに色分けしたのには，もう一つ理由がある．1mmごとに色分けすると，しょっちゅう色が変わってしまい，3mmごとに色分けすると，なかなか色が変わってくれない，ということだ．プロービングにはエラーがつきものだが，1mmごとの色分けだと，エラーに伴う誤差に振り回されてしまう．それと，色の種類が多くなりすぎて「何のこっちゃわからない状態」になってしまう．また，3mmごとで色がなかなか変わらなければ，患者さんのモチベーションUPにつながらない，という悩みを抱えてしまうことになる．そのため，私は2mmごとの色分けを採用しているが，実は，デネットでは「何mmごとに色を変えるか」という設定は自由にできるよう作られている．また，当院は黄色や緑を背景色に使っているが，ピンクや赤といった色も使える（悪いところが"真っ赤"というのも気の毒な感じがするので，私は使わないが…）．

　プロービング値の下に，赤線や青線を表示させることがある（図8）．2mm以上プロービング値が上昇したときは「赤線」，2mm以上減少したときに「青線」が表示されるようになっている．2mmの変化は，実際に付着の喪失や獲得が起こっている可能性が高い値なので，赤線が表示されたときには"悪化"，青線が表示されたときには"改善"が起きた可能性が高いことを意味している．ただし，見た目はごちゃごちゃするので「非表示」することもまた可能である．便利！

歯肉退縮量の表示

　歯肉退縮量に関しては，数値を見せずにイラストを見てもらうことになる（図9，10）．正面観のイラストには，赤線で「歯肉の位置」，黒線で「付着の位置」が示されている．付着の位置というのはプローブの止まる位置なので，このイラストでプロービング値というのは"赤線と黒線の間の距離"ということになる．初回検査時ではだいたい，この黒線とX線写真上の骨レベルが似たような形態になるので，説明しやすいだろう（図11）．

　歯肉退縮が進行したときには「赤い三角形」が表示されるので，見落とし防止策になってくれる（図10）．しかし，微妙な進行は数値上にも表れないこともあるので，気になったときには，以前撮影した口腔内写真との比較をするように心掛けたい．歯肉退縮は患者さんも自分の目で確認できることなので，案外患者さんの訴えが参考になることもある．

BOPその他の表示

　「プロービング時の出血（Bleeding on probing；BOP）」は，その場所をわかりやすくするため，正面観ではなく咬合面観で表示している（図12）．これは正面観のイラストでも同じなのだが，イラストの右左は患者さんが"鏡を見たときと同じ"にしている．つまり，"カルテでの表示とは逆"である．患者さんは，自分の口の中は鏡でしか確認できないというのが理由である．もちろん，クリック一つで左右は替えられる．医療従事者であれば，カルテ表示のほうが説明しやすいかもしれない．便利！

　咬合面観で「出血した部位」は"ピンク色のドット"で表示される．これで，われわれも患者さんも一目で部位がわかる．「歯周ポケットの深い部位」（プロービングチャートで背景色がついている部位）は同じ背景色の小さなドットも表示されるので，深い部位とBOPとのリンクもできる．ここまでは，初回検査の結果を表示するときの話だ．2回目以降は表示が変わってくる．というのも，BOPは継続するときが最もリスクが上がるので，「前回と比べてどうなのか」という情報が追加されるからである．

　そのため，前回と今回の比較で合計3種類のドッ

4. 歯周組織検査ソフトを考える

赤線：歯肉の位置
黒線：付着の位置

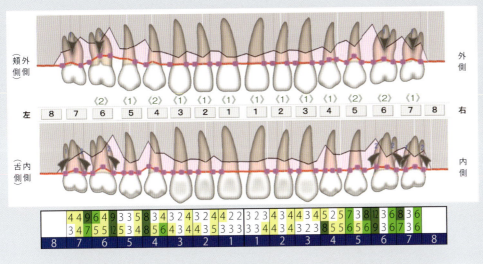

図9　歯肉退縮の表示（上顎）
歯肉退縮は歯周ポケットと違って，患者さん自身で確認できるため，数値ではなくイラストで表示するようにしている．赤線が歯肉辺縁の位置で，頬側と舌側に分けている

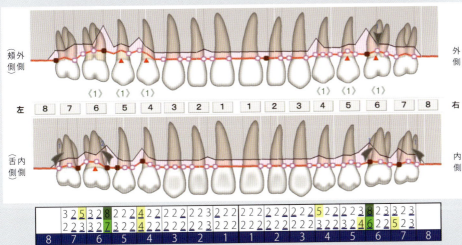

図10　歯肉退縮の進行（上顎）
見落としがないように，歯肉退縮が進行したときには赤い三角形が表示される．本データは図9の症例をSRPした後のデータなので，炎症が改善した結果の歯肉退縮である．患者さんには腫れが収まった証拠であることを伝えるように心掛けたいところだ

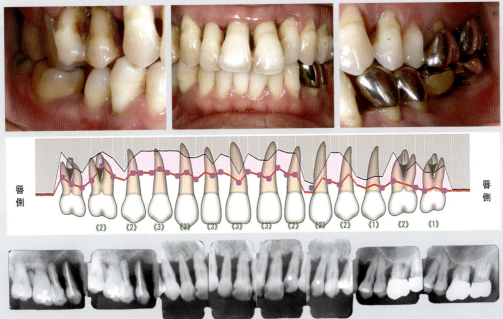

図11　軟組織レベルと硬組織レベルのリンク
付着レベル（黒線）は初回検査時ではだいたい骨レベルと似た形態をしている．治療後は，付着の獲得があると実際の骨レベルとは食い違うところも出てくる

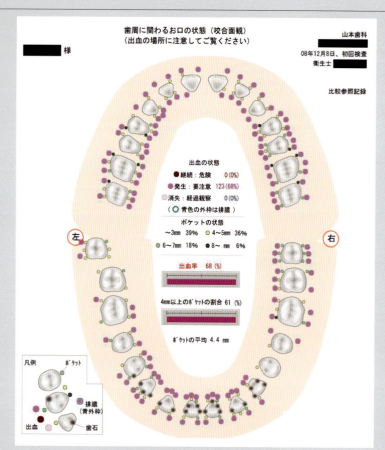

図12 初回検査時のBOP表示
BOP表示では，どこの部位かを理解していただきたいので咬合面観のイラストにしている．ピンクのドットが出血したところ．黄色や薄い緑，濃い緑のドットはプロービングチャートと連動して歯周ポケットの深さを表している

図13 再評価時のBOP表示
BOPでは継続して出血するとリスクが上がるということから，「2回連続出血」の茶色，「今回のみ出血」のピンク，「出血が消失」した薄いピンクの3色に分けて表示している．もちろん，薄いピンクがたくさんあることを患者さんと一緒に喜ぶための表示であり，茶色を指して患者さんを責めるための表示ではない

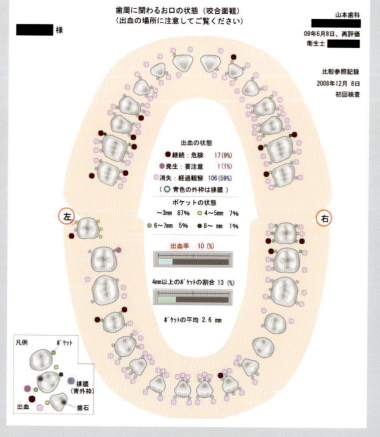

トが表示されることになる（図13）．前回と今回の「2回続けて出血した部位」は"茶色のドット"，「前回は出血していなかったが今回だけ出血した部位」は初回時と同じ"ピンク色のドット"，「前回は出血していたが今回はしなくなった部位」は"薄いピンク色のドット"である．今回，最も悪化リスクが高そうなのが茶色のドット，ということになる．改善したときには薄いピンク色がたくさんあるはずである．ここを一緒に喜ぶことを心掛けたい．

　正面観に戻ると，そのほか，「根分岐部病変の進行度」「歯の動揺度」が表示される．修復物や欠損の状況なども表示されるが，メインテナンスでは補綴が終了しているはずなので，ここを変更することは少ないはずだ．

　検査ソフトによって表示の工夫が異なるので，患者さん目線を忘れずに，納得できるソフトを選ばれることをお勧めする．もし検査ソフトの変更を考えられているのであれば，データの移行がスムーズにできるほうがありがたい．昔のデータを一から入力するというのも，つらい作業だからだ．私の場合は，検査ソフトを導入するのは初めてだったので，それまでの「手書きのデータ」を入力する作業が最初は大変であった．ただ，それを恐れて先延ばしにすればするほど手書きデータが溜まっていくので，どこかで踏ん切りをつけなければスタートが切れない．新規導入を考えておられる先生，健闘を祈ります！

> **Dr.Hiroが考える**
> **メインテナンスのための院内システム**
>
> ・検査ソフトは多機能化・詳細化するほど，"使わない機能も増える"ものである
>
> ・"よく使う機能"が患者さんにとってわかりやすく（患者さんフレンドリー），データ入力者へも配慮されている（入力者フレンドリー）ソフトがお勧め
>
> ・優先すべきは"患者さん目線"．納得できるソフトを選んだら，先延ばしせず，データのシステム化に着手すべし！

システムサポート その1

出血大サービス！BOPの横顔

出血することの意義

「プロービング時に出血するような部位では，結合組織中に炎症性細胞浸潤が認められる」とか，「プロービング時に出血するような歯周ポケットには歯周病菌がたくさんいる」といわれている．たしかにそうなのかもしれないが，臨床的な関心事は「プロービング時に出血するような部位は悪化するのか」である．たとえ白血球が浸潤していても，たとえ歯周病菌がウヨウヨいようとも，悪化しないのであればあまり意味がない．

歯周治療で"悪化"と判定する場合，軟組織では「付着レベル」，硬組織では「骨レベル」が低下することを指標とする．歯の喪失も指標にできるが，この場合"手遅れ"である．骨レベルを調べようとするとX線写真撮影をしなければならないので，多くの場合，"被曝しないで済む"付着レベルを調べることになる．それではプロービング時に出血すること，つまりBOP（＋）と付着の喪失の関係を調べた文献をみてみよう．

Haffajeeらによると，BOP（＋）だった部位2,472カ所のうち，付着の喪失を起こしたのは"たった"61カ所であった[1]（表）．BOP（＋）でも悪化したのはわずか2.5%だったのである．BOPという検査で悪化というイベントを的中させる確率という意味で，これを陽性的中率（Positive Predictive Value）という．BOPという検査の陽性的中率は極めて低いのである．つまり，残念ながらBOPは"悪化の指標"としてはふさわしくないということになる．

これは"えらいこっちゃ！"である．せっかく調べているのに役に立たないといわれては，元も子もない．まずはデータをじっと見て対策を考えよう．陽性的中率が低い原因はBOP（＋）なのに，付着の喪失が起こらない部位が2,411カ所もあるというところだ．これは偽陽性（False positive）と表されるもので，出血しているところの多くが"ニセモノ"なのである．これを減らす"かすかな"抵抗は……「プロービング圧のコントロール」である．

若い歯科衛生士を被験者にした実験で，プロービング圧が0.25Nであればほとんど出血しないが，それ以上になるとプロービング圧が大きくなるにしたがって出血傾向が強くなるという結果が出ている[2]．この場合，出血するということはほとんど偽陽性のはずである．ということは，0.25Nより小さいプロービング圧を心掛けたほうが良さそうだ．

かといって，プロービング圧に注意していれば偽陽性が激減するなんてことは望み薄である．だって，プロービングで出血する，つまり，プローブが結合組織内まで入ってしまうような組織の抵抗力であっても，案外付着の喪失が起こらないということなんだから，われわれのできることなんてたかが知

表　BOPと付着の喪失の関係

	付着の喪失（＋）	付着の喪失（－）
BOP（＋）	61	2,411
BOP（－）	181	9,421

れている……はずである．それではちょっと着眼点を変えてみよう．

陽性的中率向上作戦

Langらのデータによると，BOPは継続すると陽性的中率が上がる[3]．これは使えそうである．たった1回のBOP（＋）であれば的中する確率は低くても，毎回BOP（＋）となれば陽性的中率がグングン上がっていく．ならば，メインテナンスではBOP（＋）がどれくらいの頻度で起こっているかを把握することが，悪化部位を的中させるには役に立つだろう．4回中1回も出血しない部位が悪化する確率が1.5％であるのに対して，4回中4回，つまり毎回出血したところが悪化する確率が30％なので，毎回出血するところは1回も出血しないところの実に20倍も悪化しやすいということになる（図）．30％の陽性的中率では不満な方もおられるだろうが……．

出血しないことの意義

もう一度表を眺めてもらいたい．BOP（－）のところはどうだろう？ BOP（－）のところが悪化してしまうのは，患者さんに対して申し訳ない結果である．これを偽陰性（False negative）という．実際のデータでは，BOP（－）の9,602カ所のうち，偽陰性は181カ所である．残りの9,421カ所は悪化していない．となると，検査結果がBOP（－）の部位で，悪化しなかったところは98％になる．別の言い方をすると，BOPの陰性的中率（Negative Predictive Value）は98％とたいへん高い的中率であるといえる．

これでわれわれは出血しない患者さんに対して「とても安定しています」と言っても間違うことはほとんどないわけである．大手を振って患者さんと一緒に喜ぶことができそうだ．

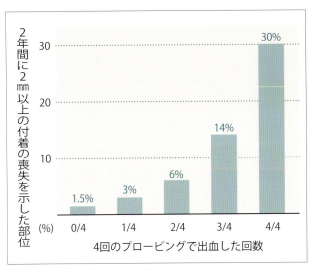

図　BOPの頻度と付着の喪失の関係

"安定"のCut off値

全く出血しない患者さんはまずいない．そのため，どれくらいの出血であれば許容範囲なのか，あるいは，安定していると考えてもいいのか基準がほしいところである．あるデータによると，付着の喪失を起こした75カ所のうち，45カ所はBOP率30％以上の患者さんで起こっており，20％以下の患者さんでは16カ所しか起こっていなかった[4]．つまり，付着の喪失部位の60％を占めているのがBOP率30％以上の患者さんなのに対して，BOP率20％以下の患者さんでは20％を占めているに過ぎない．これは3倍の差である．どうも「安定」という言葉を患者さんに使うには，20％以下のほうが良さそうだ．

参考文献

1) Haffajee AD, Socransky SS, Goodson JM. Clinical parameters as predictors of destructive periodontal disease activity. *J Clin Periodontol*. 1983; **10**(3): 257-265.
2) Lang NP, Nyman S, Senn C, Joss A. Bleeding on probing as it relates to probing pressure and gingival health. *J Clin Periodontol*. 1991; **18**(4):257-261.
3) Lang NP, Adler R, Joss A, Nyman S. Absence of bleeding on probing. An indicator of periodontal stability. *J Clin Periodontol*. 1990; **17**(10): 714-721.
4) Joss A, Adler R, Lang NP. Bleeding on probing. A parameter for monitoring periodontal conditions in clinical practice. *J Clin Periodontol*. 1994; **21**(6): 402-408.

5. 患者さんを追いかけるシステムと言葉の作法

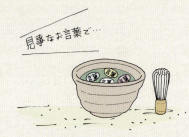
見事なお言葉で…

誰が言いだしたのかは不明であるが,「チャンスは前髪にある」らしい．出逢ってすぐに捕まえないと, ちょっと迷って後ろ姿になってしまったらそこはハゲていて, つかむ髪の毛がないらしい（いやほんとに）．つまり, 出逢ってすぐに捕まえることができるためには, 心の準備ができていないといけないということになるのだろう．

私が"チャンスをつかんだ"という実感を生まれて初めてもったのは, 高校の入学式のことである．これは, 進学校に無事入学できたというような"チャライ"ことではなく, "もっともっとチャライ"ことである．前もって言っておくが, 色気のある話でもない．

私の通った高校では, 入学式の後に, 在校生（つまり先輩）が新入生のために歓迎会を開いてくれる．体育館で開催されるその歓迎会はかなり大がかりなもので, 文化祭並みに

> **Chance favors the prepared mind.**　Louis Pastuer
> **チャンスは心の準備の出来ている者を好む.**
> 　　　　　　　　　　　　　　　　ルイ・パスツール

いろんな出し物が用意される．なかでも多いのが, バンドによる演奏である．実は, 私は中学3年の夏に, 京都の円山公園音楽堂で開かれる宵々山コンサートがきっかけで, 弦楽器を弾くことに目覚めていた．目の前でバンジョーという楽器をバリバリ弾いているのを見たときには度肝を抜かれて, その日のうちに"バンジョーを弾けるようになりたい"と思ったのだ．でもそのコンサートに連れて行ってくれた友人からは「弦楽器を触ったことがないような人間がいきなりバンジョーは絶対弾けないから, まずはギターを練習しろ」とアドバイスを受けた．受験生であったにもかかわらず貯金をはたいてギターを買い, 年末の紅白歌合戦で「シクラメンのかほり」を歌う布施明の歌に合わせてアルペジオを弾く私に対して, 両親の視線は冷たかった．そんな私も無事高校に入学したとたんに, 自分のやりたいと思った音楽が目の前で演奏されていたのだ．私はそのバンドの演奏が終わるなり, ステージから降りてくる先輩たちに近寄っていき,「新入生の山本浩正といいます．ぜひ先輩方のバンドに入れてください」と直談判した．先輩たちは一瞬困った顔をしたが,「いいよ．それじゃぁギター担当でやってみて」との返事．これが, 私がチャンスをつかんだ瞬間であった．チャンスをつかむというのは前髪をつかまないといけないので, 感じた瞬間に行動を起こさないといけない．そのための準備はきっと, 受験勉強を適当にこなしながら, ギターの練習に明け暮れていた半年間だったのかもしれない．

あれがチャンスだったということは事後的にも確信した．歓迎会で聴いたそのバンドのレベルが高いということは十分わかっていたのだが, バンジョーを担当していたのがブラスバンド部の部長, マンドリンを担当していたのがギターマンドリン部の部長だったのだ．つまり, そもそも私のような初心者が入れるようなバンドではなかったのである．なにせ私はギター経験半年（はっきりいって無謀）．それから昼休みに練習し, 家に帰っても練習に明け暮れた．クラブは陸上部に入ったので帰宅するとヘロヘロだったが, その成果も多少はあったのか, 秋の文化祭にはギターでステージに立たせてもらった．今でもギターを続けているが, あのチャンスをつかまなければとっくにギターなんて弾かなくなっていただろう．ちなみに, 授業中に寝るという習慣はこの頃確立した．机にはいつも"枕用"に研究社の英和中辞典を用意していた．たとえ数学の授業であっても．そのくせ自分のセミナーで寝られるとイイ気がしない私だが……

患者さんを追いかけるシステム

　毎回のデータは長期メインテナンスの「断面」のようなものだ．これが幾重にも積み重なって，データとしての患者さんの「軌跡」が形作られていく．軌跡なので，患者さんの"後ろ"に築かれていくのだが，われわれには断面だけでなく，その軌跡を"後ろ向きに追うシステム"も必要である．なぜなら，"今まで"という長い軌跡を追いかけていなければ，"これから"を見据える射程距離の長い臨床はありえないから．10年症例を経験せずに，10年後に想いを馳せることはできないのである．

①患者さんの全体を追いかけるシステム

　図1を見てもらいたい（Case1）．歯列不正はあるものの，外見上はとてもきれいな口腔内をされている．最近のデータを見ても，上顎左側臼歯部に深い歯周ポケットが1カ所認められるものの，ほとんどが良好である．出血するところも少ない（図2）．しかし初診時（1996年12月）では驚きのデータである（図3）．深い歯周ポケットがあちらこちらに認められ，出血も非常に多い．この二つのデータの間でどのような軌跡（経過）があったのか確認してみたい．

　図4はプロービング値の平均（緑線）と4mm以上の歯周ポケットの割合（青線）に関するグラフである．横軸は「時間」なので動的治療でどちらも減少した後，若干の上昇を認めながらも低い値を維持している．プロービング値の平均は3mm以上になると悪化リスクが高く，4mm以上の歯周ポケットが30％を超えても悪化リスクが高くなるので，平均値3mmと深い歯周ポケット割合30％のところに赤線を引いてある．初診時はこれらを越えていたが，今はなんとかそれを下回るレベルで維持できているということになる．

　動的治療で歯周ポケットが浅くなるパターンは二つある．一つが「歯肉退縮」で，もう一つが「付着の獲得」である．プロービング値というのは，歯肉頂とプローブ先端（＝臨床的な付着の位置）までの距離なので，これが小さくなるということは，歯肉頂が下がるか（＝歯肉退縮），プローブ先端が入らなくなる（＝付着の獲得）のどちらか，あるいは両方である．それではこの症例の場合，どちらが起こったのだろうか？

　別の図5を見てみよう．このグラフは，横軸は図4と同じ「時間」だが，赤線が「歯肉頂」で黒線が「付着の位置」となっている．縦軸の0（ゼロ）は「CEJ」に相当する．このグラフを見ると，赤線はほぼ変化がないが，黒線が動的治療後に上昇し，その後若干下がる傾向はあるものの，初診時よりは高い位置を維持している．これは，本症例が「付着の獲得」で治癒したということを意味している．

　SRPとセルフケアの指導という非外科療法で治療を行ったので，この場合の付着はおそらくは"長い接合上皮（Long Junctional Epithelium；LJE）による治癒"の可能性が高い．この付着は頼りにはなるのだが，動的な（つまり刻々と変化する）付着なので，いつそれを失うのかわからない．つまり，付着の獲得で治癒した後のメインテナンスにおいては，付着の喪失が心配になる．LJEによる"底上げ"の後は，"底抜け"が心配なわけだ．そのため付着の位置に，目を光らせておきたい．

• Case 1 •

現 在

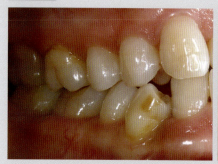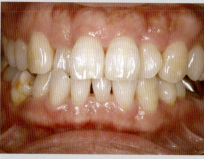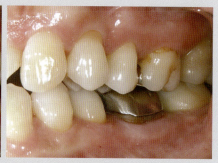

図1　ある女性患者さんの口腔内写真（2014年11月）
現在61歳の女性の口腔内の状態．非喫煙者で，初診から約18年経過している

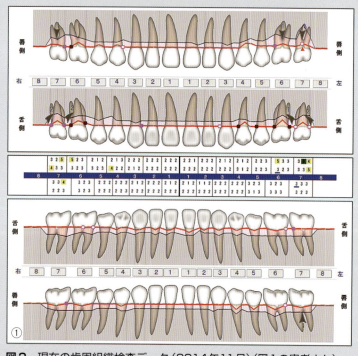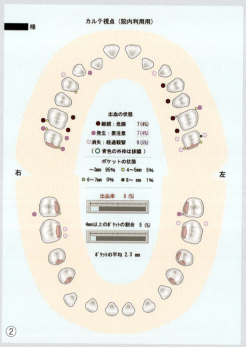

図2　現在の歯周組織検査データ（2014年11月）（図1の患者さん）
　①はプロービング値，歯肉退縮量，根分岐部病変の進行度などを表示．②はBOP，プラークの付着状況，深い歯周ポケットの位置を表示している．どちらも左右側の表示をカルテと同じにしている

5. 患者さんを追いかけるシステムと言葉の作法

初回検査時

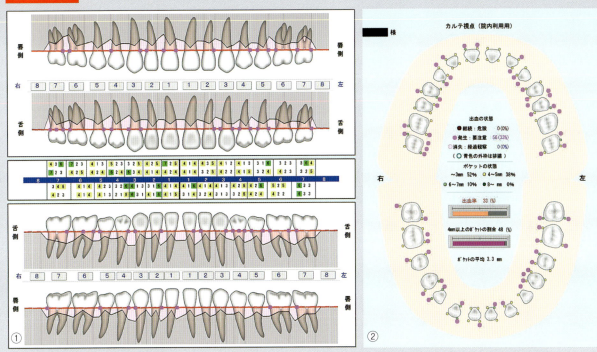

図3 初回検査時の歯周組織検査データ（1996年12月）（図1の患者さん）
深い歯周ポケットが多く，出血傾向も強い（BOP率33％！）

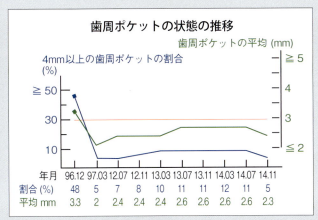

図4 歯周ポケットの状態の経過
プロービングの平均値（緑線）も4mm以上の歯周ポケットの割合（青線）も歯周基本治療により改善し，18年後もほぼその状態を維持されている

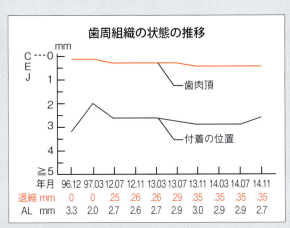

図5 付着レベルと歯肉レベルの経過
歯肉レベル（赤線）はほぼ横ばいで大きな変化はない．つまり歯肉退縮の傾向はあまり認められない．一方，付着レベル（黒線）は歯周基本治療で改善し，再発傾向も認められるものの18年間なんとか踏ん張っている

では，次の症例はどうだろう？（図6, Case2）こちらも，外見上の炎症はほとんど認められず，セルフケアも良好である．前症例と同じように，非外科療法で対処したのだが，初診時（1997年8月）の状態は歯周ポケット，出血ともに重症レベル（図7）．その経過を確認すると歯周ポケットは全体的に浅くなっているのだが，その理由は歯肉退縮にありそうだ（図8）．実際，初回検査時の写真（図7-①）と最近の写真（図6-①）を比べると，歯肉退縮が著しい．幸いなことに，付着の位置はだいたい維持されているので，長い時間をかけて"切除療法をしたかのような治り方"をしたことになる．

LJEと違って，歯肉退縮で歯周ポケットが浅くなる場合，歯周組織としては安定しやすい．しかし，その代償として，根面が露出していることに注意したい．幸いこの患者さんには起こっていないが，知覚過敏や根面カリエスなどは要注意である．カリエスリスクがたとえ低い患者さんであっても，年齢とともに，あるいは服薬や全身疾患によって唾液が減少して，少しずつカリエスリスクが上がることもあるので油断は大敵．プロービングのときなどに，口腔内の乾燥状態などにも目を光らせておきたい．また，知覚過敏もオーバーブラッシングだけでなく，酸蝕症やブラキシズムがきっかけになることもあるので，生活習慣が影響しやすいこともつけ加えておく．

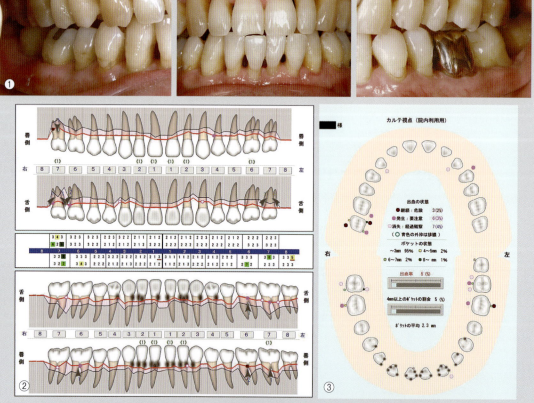

図6 ある男性患者さんの口腔内写真（①）と歯周組織検査データ（②③）（2014年10月）
　　　現在58歳男性の患者さん．17年前の初診時には喫煙をされていたものの，途中で禁煙され現在に至っている．歯肉退縮は認めるもののきれいに引き締まった歯肉を維持されているのがわかる．臼歯部で深い歯周ポケットが残存しているものの，出血も少なくハイレベルなセルフケアをうかがわせる

5. 患者さんを追いかけるシステムと言葉の作法

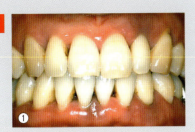

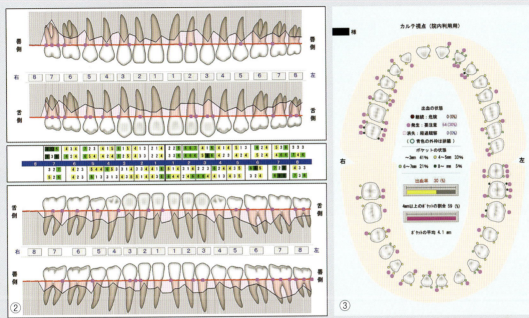

図7 初回検査時の口腔内写真・正面観（①）と歯周組織検査データ（1997年8月）（図6の患者さん）
　初回検査時には深い歯周ポケットも多く，出血傾向も強かった（BOP率30％！）．
①は撮影カメラが異なるため色合い等の違いはあるものの，それを差し引いても**図6-**①の現在と比べて炎症が強いことがわかる

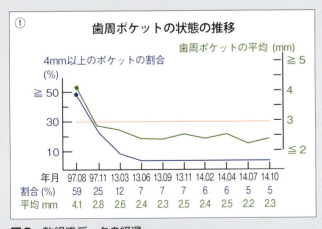

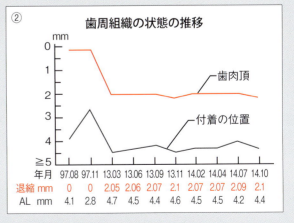

図8 軟組織データの経過
　歯周ポケットの状態の推移（①）ではポケットが全体的に減少し，それが維持されているのがわかる．②を見ると，付着レベルは歯周基本治療後に一時的に改善した時期もあったものの，時間の経過とともに元のレベルに戻っている．ただし付着の喪失はほとんど起こしていない．それに対して歯肉レベルは低下しており，全体的な治癒パターンは歯肉退縮であることがわかる

② 個々の部位を追いかけるシステム

患者さんが動的治療でどのように治り，その後，経過を追いながら"何に注目すべきか"という点を見てきた．ただ，これは全体的な話であって，患者さんの抱えるリスクというのは「部位」によって異なる．治療も部位によって異なることが多いわけであるから，「部位別に追いかけるシステム」というのも必要になってくる（図9～11）．

図10は6]遠心に深い骨欠損の認められた症例である（Case3）．初診時（2004年9月）遠心頬側に8mmの深い歯周ポケットがあり，エムドゲインを用いた再生療法を行った．患者さんのセルフケアに助けられて，現在もプロービング値は2,3mmと浅く，安定している（図11）．この部位の"追いかけ方"を紹介したい．

プロービング値の表示されている正面観の画面で，経過を見たい部位のプロービング値をクリックすると別のウィンドウが開くように設定してもらっている．8mmの歯周ポケットの部位をクリックして開いた画面が図9である．このグラフで赤線が「歯肉頂」，青線が「付着の位置（＝プローブの止まる位置）」を表している．横軸は「時間」，つまり来院日である．ただし，前述のグラフもそうなのだが，すべての来院日を表示しようと思えばとてつもなく横軸の長いグラフを表示しなければならないことになるので，10来院だけの表示に絞っている．基本的に"最初の頃"と"最近"を表示するので途中が省かれている（もちろん，どの日をグラフに入れるかは自由に設定できる）．また，縦軸の0（ゼロ）はCEJを表しているので，赤線は「歯肉退縮量」，青線は「付着レベル」を表していることになる．ちなみに，背景が薄いピンクになっているところは「プロービング時に出血した」ことを意味している．

図11によると，幸い歯肉退縮が起こらずに付着の獲得が起こっていることがわかる．術後のX線写真を見ても改善がうかがわれる．この場合の付着の獲得がLJEなのか，結合組織性付着による新付着なのかは臨床的にはわからない．後者であることを祈りながら，メインテナンスで付着レベルの変化に注視している．また，図12のように1歯の全周の経過を表示することもできる．

通常付着の位置を調べるためには，「歯肉退縮量とプロービング値の和」を求めなければならない．もちろん，アナログにこの計算をすることも可能である．ただ，グラフ化することで視覚的に理解できるようになるので，検査ソフトの手助けがあるほうがよいだろう．ソフトでは新たに入力データが必要なわけではなく，歯周組織検査の基本データから自動的に計算してくれるので，手間がゼロである．

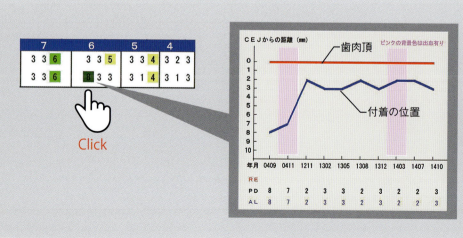

図9 6]遠心頬側部の経過（図10と同症例）
CEJを基準点とし，赤線で「歯肉の位置の変化」，青線で「付着の位置の変化」を経時的に表示している．再生療法により付着の獲得が起こり，それが維持できていることがわかる

5. 患者さんを追いかけるシステムと言葉の作法

・Case3・

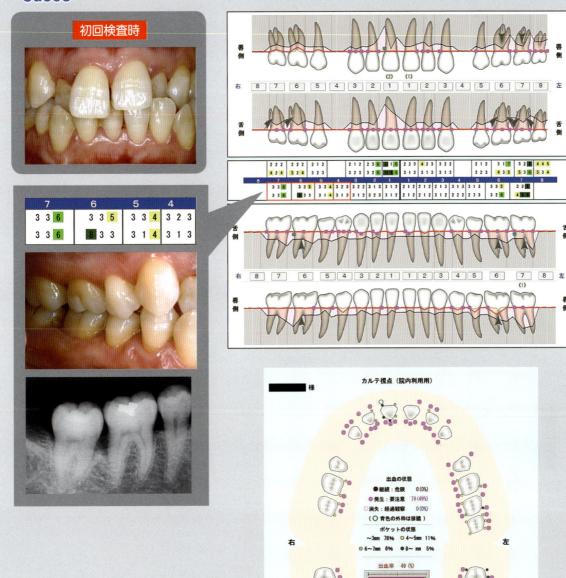

図10 初回検査時のデータ（2004年9月）
矯正医に相談をしたものの，矯正治療はせずに抜歯，歯周治療，補綴で治療をするという結論となり，紹介で当院へお見えになった．前歯，大臼歯ともに局所的な骨吸収が進んでおり，抜歯をしたところもあるが，6|に関しては再生療法を試みることとなった

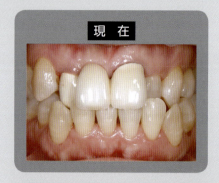
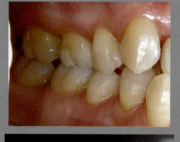
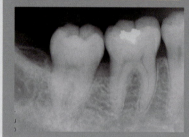
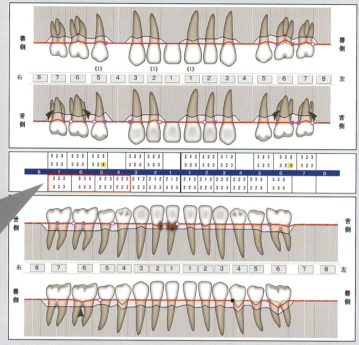
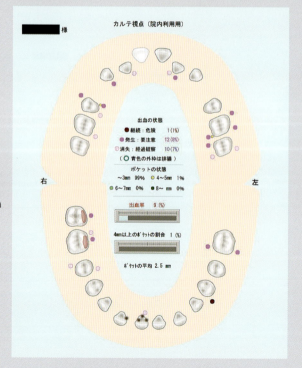

図11 最近の検査データ（2014年10月）
（図10の患者さん）
　7̄遠心頬側は8mmから3mmに改善している．他の部分も安定がみてとれる

5. 患者さんを追いかけるシステムと言葉の作法

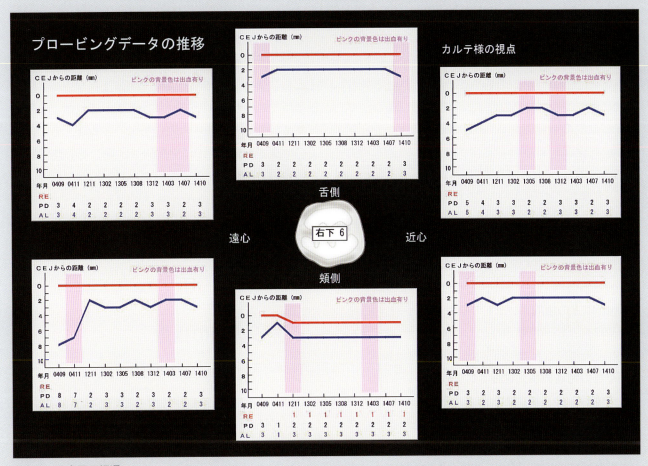

図12 ６|全周の経過
６点法でプロービングしているので，６点部すべての経過を一望できる

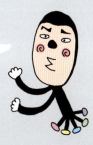

時系列でデータを追いかける姿勢って
われわれの"背筋が伸びる"姿勢なんだよね〜

患者さんの全体像を捉えるシステム

検査後，患者さんに「今日はどうでした？」と聞かれたときに，われわれは何を見て答えるだろう．プロービングの全体値やBOPを見るか，個々の心配な部位を確認するのではないだろうか．普通これで良いとは思うのだが，他の提示方法もある．

図13を見てもらいたい．これは図7の初回検査時のレーダーチャートである．上から時計回りに見ていく．

- **出血**：出血率（BOP率）で，総プロービング部位のうち何パーセント出血したかを算出．
- **4mm以上の歯周ポケットの割合**：チャート中の黄色や緑色といった背景色のついた深い歯周ポケットが，全体のなかで何パーセントあるかを算出．
- **歯ぐきの付着の喪失程度**：付着レベルの平均値．
- **喪失歯数**：失った歯の数だが，それを年齢で割っている．若くして歯をたくさん失っているとリスクが高いので，数値が上がる．
- **喫煙の状態**：喫煙の有無，喫煙する場合の本数，禁煙してからの時間などを考慮してスコアを決める．

このレイアウトは，「炎症」→「ポケット形成」→「付着の喪失」→「歯の喪失」という歯周病の進行のスキームになっている．そして，五角形の上3つの項目と下2つの項目の意味が違うということもミソである．上3つは「現在の状況」を意味し，下2つは「過去に起こった破壊の程度（付着の喪失と歯の喪失）」を意味している．基本的に，現在は改善できるかもしれないが，過去は変えられないので，上3つを改善しながら，下2つを維持していくという治療目標になるわけである．ちなみに，レーダーチャートは"輪が大きいほどリスクが高い"という設定になっている．そのため，このレーダーチャートをリスクアセスメントの一環としてもOKである（そんな大袈裟なものではないんだけど）．

このレーダーチャートは5項目のスコアを合計することもできる．つまり，これをグラフ化できるので，これは患者さんの全体像をとらえるシステムとして使っている（図14）．患者さんから「今日はどうでしたか？」と聞かれたとき，それが"心配な部位"のことを意味しているのであれば，その部位の結果をお伝えし，"全体的な状況"を心配されているのであれば，このレーダーチャートやグラフをお見せする．"ちゃんと磨けているかどうか"を心配されているのであれば，プロービング中の残存プラークの付着状況やBOPを参考に話をするというのもいいだろう．

データ説明の極意

データ処理の話ばかりでいいかげん嫌になってきていることと思う．私が採用しているソフト（デネットシステム）の解説なので，他のソフトを使っておられる読者には無関係に思われるかもしれない．あくまで"私のやり方"ということで読み流していただきたい．ここからは，その集めたデータをどのように説明していくかということに話を移していく．"アナログ人間"のあなた，お待たせしました．

① 言葉を届けるための作法

院長室にいる院長に，スタッフが朝の挨拶をしている場面．

> **スタッフA**：院長室の前を通り過ぎながら，「おはようございま～す」顔はこちらを見ていない．
> **スタッフB**：院長の前で立ち止まり，こちらを見ながら，「おはようございます」
> **スタッフC**：院長室の前で立ち止まり，にっこり笑ってこちらの顔を見ながら，「先生，おはようございます」

5. 患者さんを追いかけるシステムと言葉の作法

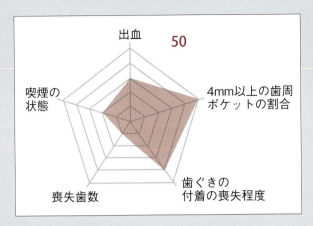

図13　レーダーチャート
患者別アセスメントの一環として五角形のレーダーチャートが自動的に作成される．通常の歯周組織検査のデータから作成されるため，レーダーチャートを作るために新たに検査をする必要はない．チャートの輪の大きさがリスクの大きさを表している．これは**図7**の初回検査時データを入力して作成されたレーダーチャート

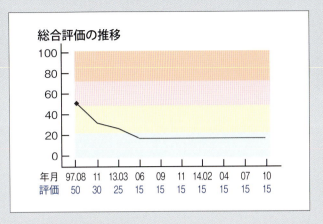

図14　総合評価の経緯
図13のレーダーチャートは各項目別にスコアをつけると点数による評価ができる．それをグラフ化すれば時系列での評価ができることになる

　「スタッフA」の言葉は，相手が特に院長でなくても届く．近くにいた別のスタッフに言っても届く言葉になっている．不合格である．それに対して，「スタッフB」になると，相手の目を見ながら挨拶しているので，言葉が院長に届いている．合格．「スタッフC」になるとさらに，挨拶の前に"先生"という言葉を添えているので，この言葉は"あなただけに届けています"というメッセージまで内包している．言葉を相手に確実に届けるためには，それなりに作法があるというのがわかる．

　まずは「目線」．目は口ほどにものを言う，とはよくいったもので，人間は目配せだけでもメッセージを伝えることができるし，そのときに表情を添えると感情も一緒に伝えることができる．患者さんに声を掛けるときも，目線や体の方向には気をつけたい．

　次に「言葉」だが，言葉を相手に届かせるためには"宛先"が必要になる．先ほどの"先生"という言葉は立派な宛先だ．宛先のない言葉は空中をさまよいだす．まずは，患者さんの名前をつけて声をかけることから始めたい．ほんの少しだけ特別感が出るはずだ．

　言葉につけるものは宛先だけではない．気持ちや配慮といった情緒的なものもつけることができる．たとえば，メインテナンスの途中でプロービング値の上昇部位を発見し，骨吸収が危惧されるような場面があったとしよう．X線写真の情報がほしいのだが，どのように声をかけるだろうか？　私であれば，「○○さん，心配なのでX線写真を撮らせてください」というような言い方をする．初診時にX線撮影をするのとは状況が違うのだ．なぜなら，初診時は「あなたのことを知らないのでX線写真を撮らせてください」という立ち位置であるのに対して，メインテナンスでは「あなたのことをよく知っている私が心配なので，X線写真を撮らせてください」という立ち位置になっているからである．

某メインテナンス日のデータ 《Aさん》

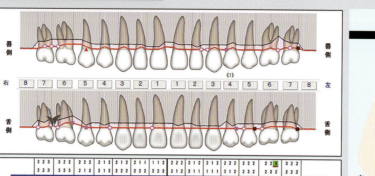
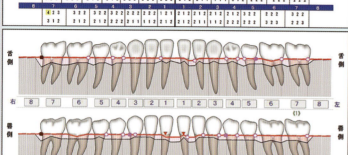
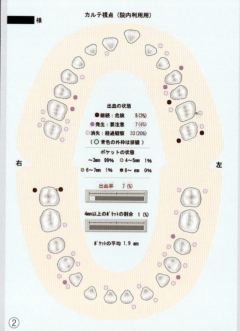

図15 "とある"メインテナンス日のデータ
①では|6 遠心頬側が深くなって6mmになっている．BOP率は7％と優秀である（②）．さて，この場合どれから説明を始めるだろうか？

前回のデータ 《Aさん》

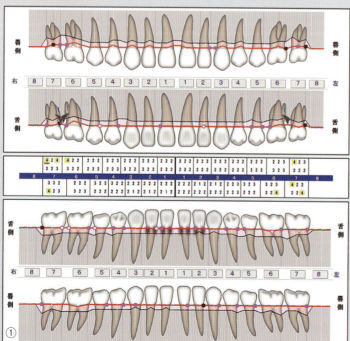
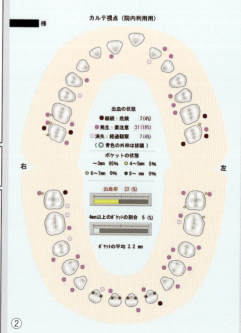

図16 前回のデータ

5. 患者さんを追いかけるシステムと言葉の作法

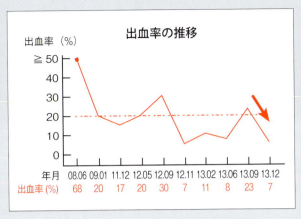

図17 前回のデータとBOP率の変化
　どこから説明を始めたらよいかというヒントは前回データ（図16-①，②）に表れている．前回はBOP率が23％もあった．最近にしては珍しく高い数値である．患者さんにBOP率の改善を説明したところ大喜びであった．数値を下げようとかなり頑張っておられた様子がうかがえた

　また，メインテナンスでお見えになった患者さんがどこかに症状が出ていたと訴えられたとき，私なら，「それではしっかり診させてもらいますね」と言うだろう．われわれはどんな状況でも"しっかり"診るのだが，あえて"しっかり"という言葉を添えることで少しでも患者さんに安心感をもってもらいたいという配慮である．

　このように，言葉にはさまざまな"タグ"がつくことによって，届きやすくなったり，気持ちを乗せた言葉になったりするのである．患者さんにデータ説明をするときにぜひ心掛けていただきたい．きっと，院内の雰囲気が変わるだろう．

② 言葉の送受信の心得

　言葉を届ける作法に留意したうえで，実際にデータをどのように説明するべきかを自分なりに検証してみたい．検査直後の説明については，3章（p.24～）で解説したので，それ以外の話となる．

　当院のメインテナンス患者Aさんの検査後，担当歯科衛生士が図15のデータを見て，「6 遠心頬側でプロービング値が深くなった」と説明を始めた．患者さんは話を聞きながらうなずいてはいるが，なんとなく暗い感じがしていた．細菌バイオフィルムなどの処置が終わって私がデータの説明に行ったときに，その原因がわかった．今回のデータを見るとBOP率7％と優秀な値で，薄いピンク色のドットがたくさんあるのがわかる．前回のBOP率を確認したところ23％と，この患者さんにしては高い値なのである（図16）．ということは，BOPだけを見ると，前回よりかなり改善していることになる（図17）．そこで，暗い顔の患者さんに向かって私はこう言った．「Aさん．1カ所溝が緩んでいたところもありましたが，出血するところはずいぶん少なくなって前の安定したレベルまで戻りましたよ」すると，患者さんの表情がパッと明るくなって，私に前のめりで言った．「この前，あまり良くなかったので私，頑張ったんです！　頑張った甲斐がありました」

＊

　伝えたいことが複数あるとする．同時には伝えられないのだから，どの順番で伝えるかは考える必要がある．これは，一種の戦略である．優先順位が高いのは，"良くなったところ"や"患者さんが頑張って成果を出したところ"，"患者さんが気にしているところ"である．これを"悪くなったところ"から始めると，いくら後で良くなったところの話をしても，ハッピーエンディングにはならない．そもそも，メインテナンス患者さんは"安心"を求めて来院されているわけなので，来るたびに悪いところを指摘されて"不安"を煽るようなことは避けたいところである．悪くなったところがあったとしても，「しっかりお掃除しておきますので，炎症が落ち着けば元に戻ると思います」などのように言われると，不安も少なくなるのではないだろうか？　不安を煽るよ

《Bさん》

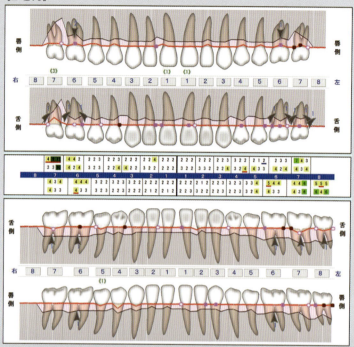

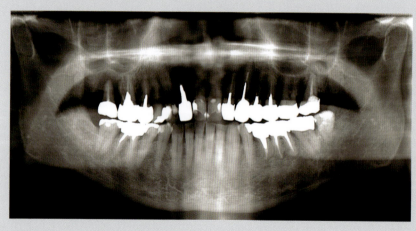

図18 7|のリスク
7|は根尖まで骨がなく，動揺も進んでいる．ブラキサーということもあって，ときどき症状が出るものの，ナイトガードを装着しているうちに収まることもあって，患者さんはずっと抜歯を拒否されてきた．たしかにHopelessな歯なのだが，患者さんが聞いてほしい話は別のところにあったようだ

5. 患者さんを追いかけるシステムと言葉の作法

うなネガティブアプローチは，動的治療では一時的に効果が出ることもあるが，メインテナンスでは役に立たないことが多いのだ．3章（p.26〜）でメインテナンス患者さんの深い歯周ポケットのことを「心配なところ」と表現してもOKと書いたが，これも，使うとしても1回のメインテナンスで1回くらいにしないといけない．1回であれば"殺し文句"になるが，何回も使うと不安を煽る効果しかなくなってしまう．何でもほどほどに．

別の男性患者Bさんは，いつも無口なご老人．それが珍しく待合室から診療室に入ってきながら「ダイエットして10キロも痩せたんだよ」とおっしゃっている．10キロ痩せたことよりも，私はBさんが積極的に話しかけていることにびっくりした．担当歯科衛生士は「すごいですね〜」とちょっとその話に乗ったが，Bさんがチェアに座ったとたん，「右上の奥歯は抜いたほうがいいんですが，どうですか〜？」と話し出した（図18）．私は別のチェアで診療をしながら，肩を落とした．もちろん，Bさんはまたいつもの無口に戻ってしまった．私がデータ説明のときにダイエットの話をもちかけたところ，いろいろ話をしてくださった．医者に体重を落とすようにと言われたのがきっかけだったこと，主に食事療法で昼はおにぎり1個しか食べないということ，などなど．「おにぎり1個はお腹が空いて大変じゃないですか？」と聞いてみると，なんとお腹が空くので動かないようにしているらしい！？べらんめい口調のBさんがその後，「右上の治療は先生に任せるよ」と言ったときには，私はとってもさみしい気分になった．たとえ動揺度III度でも「まだ使える！」と言ってもらったほうが安心したかもしれない．

限られた時間でメインテナンスをしているので，どうしても，"こちらが訊きたいこと"を聞いてしまう．でも，優先順位としてはこの場合，"患者さんが言いたいこと"を聞くことになるのである．そのためには，聞き上手にならなければならない．いや，"言わせ上手"のほうがしっくりいくかもしれない．言葉を送信するときの優先順位，受信するときの優先順位に留意しながら，具体的な言葉の選択に意識的になっていれば，デジタルデータも心のこもった伝え方ができるはずである．

Dr.Hiroが考える メインテナンスのための院内システム

- "患者さんの軌跡（検査データ）"を，ソフトを用いて追いかけることで，「全体的状況（全体像）」や「部位別の状況」を視覚的に捉えることができる！
- データを伝える際，「目線や体の方向」「言葉の選択」に意識的でいよう．限られた時間内では，言葉を送受信する際の「優先順位」も重要ポイントである
- デジタルデータこそ，心のこもった伝え方をしたい

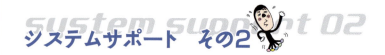

システムサポート その2

ネガティブアプローチャーの傾向と対策

二つのアプローチ

　データの説明やブラッシング指導など，患者さんに語りかけるときに"二つの方向性"がある．一つが「ポジティブアプローチ（Positive approach）」，そしてもう一つが「ネガティブアプローチ（Negative approach）」である．「歯を磨くと歯が長持ちしますよ」という方向性がポジティブアプローチ（以下，PA），「歯を磨かないと歯を失いますよ」という方向性がネガティブアプローチ（以下，NA）になる．どうして"方向性"という言葉を使うのかというと，これらの言葉には"ベクトル"があるからである．PAはGoodに近づこうとしているし，NAはBadから遠ざかろうとしているのだ（図）．

　この"方向性"は，案外モチベーションに影響をする．憧れのアイドルが遠くにいたとしよう．きっと，あなたは近づいて一目見たいと思うに違いない．でもそのアイドルの周りは人だかり．それでもあなたは一歩でも前に進み，背伸びをして憧れのアイドルを見ようとするだろう．それに対して，絶対関わりたくない怖いお兄さんがいたとする．周りの人たちも逃げ腰である．きっと，あなたはその人に因縁をつけられない程度の距離を取るために遠ざかるに違いない．アイドルを「Good」，怖いお兄さんを「Bad」，アイドルに対して取ったあなたの行動を「PA」，怖いお兄さんに対して取ったあなたの行動を「NA」とすれば，なんとなくイメージが湧くのではないだろうか？

　PAではGoodを求めているうちに，Betterを求めるようになるためにモチベーションが維持されや

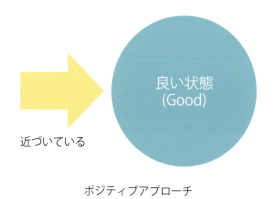

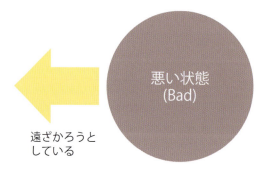

図　ポジティブアプローチとネガティブアプローチ

すい．それに対して，NAはBadから遠ざかると安心してモチベーションが下がりやすい．NAでブラッシング指導をすると，そのときには頑張ってくれるものの，時間が経つと元に戻ってしまうことが多いが，PAで指導をすると，時間が経っても維持できていることがあるのはそのせいである．メインテナンスという「継続」を目標にアプローチするときには，PAを心掛けたいものである．そこでNAをしてしまいがちなネガティブアプローチャーの癖を列挙し，「人のふり見てわがふり直せ」作戦を展開してみたい．

ネガティブアプローチャーの特徴

①悪いところから説明を始める

　検査データには「良いところ」「悪いところ」がある．「良くなったところ」「悪くなったところ」「変わらないところ」もある．最終的にはすべてを説明するにしても，話す順番は案外大切である．「悪いところ」は"動的治療で改善しなかったところ"なので，今さら突っ込まれても患者さんは困るだけだ．「悪くなったところ」から説明をしようとすると，患者さんは責められる気持ちになったり，暗い空気が漂い出す．まずは良いところを褒め，変わらないところを喜びたい．

②不安を煽って目を向けさせようとする

　患者さんにリスクを押しつけるのは控えたいところである．ハイリスク部位でも「私に任せてください」と言い切るくらいの信頼関係があれば，万が一さらに悪化しても，患者さんは「あなたに診てもらっていて悪くなったのであれば，しょうがない」と言ってくださるに違いない．

③説教モード，説得モードになる

　メインテナンスでお見えになるたびに説教をされていると，患者さんはなかなか「来て良かった」と感じない．患者さんが帰られるときに，「また来たい」という気持ちなのか，「また来ないといけない」という気持ちなのかは大きな違いである．前者はPAの成果であり，後者はNAの結果なのだから．

④一方的に話をしてしまう

　聞き上手とはよく言われるが，何を聞くかによって"聞き下手"になってしまう．プライオリティの高いのは"患者さんが言いたいこと"であって，"こちらが聞きたいこと"ではない．ましてや，こちらからの一方的な話で信頼関係が強くなっていくことは稀である．

⑤患者さんのテンションを下げてしまう

　この場合，"患者さんのテンションを下げてしまうようなことを言っている"という送信障害より，"自分が患者さんのテンションを下げるようなことを言っていることに気づかない"という受信障害のほうが重篤である．患者さんへの言葉の選択やトーン，スピードだけでなく，そのときの表情や身振り手振りなどの「ノンバーバルメッセージ」を見落とさないように心掛けたい．

⑥いきなり本題から話し始める

　チェアに座っていきなり，「右上の一番奥の違和感はどうですか〜？」と聞き出すのはいかがなものかと思ってしまう．患者さんがいつも気にしているところで，そこをしっかりケアしてもらいたいから来院されている場合はよいだろう．しかし，患者さんが忘れているような過去の症状を引っ張り出して問うのは，コミュニケーションのスタートとしてはイマイチである．患者さんの症状も含め，趣味や出来事など，患者さんが一番話をしたいことからスタートするのが普通ではないだろうか．患者さんにはそれぞれ独特な"パスワード"をおもちのはずである．

COLUMN 2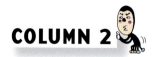

検査の声色

　もういい年になったので，年に1回人間ドックに行くようにしている．医者と顔を合わすのはこの人間ドックとインフルエンザのワクチン接種のときくらいである．人間ドックではあっという間に終わってしまう検査もあれば，結構時間をかけて調べてもらう検査もある．バリウムを飲んで行う胃のレントゲン検査や内臓の超音波検査などは，後者にあたる．私の通う人間ドックの施設では，レントゲン検査は男性の検査技師，超音波検査は女性の検査技師が担当することになっている．レントゲン検査は大きな台に仰向けになったり，うつぶせになったり，横になったり…と大忙しである．バリウムを消化管の調べたい位置に寄せるためというのはわかるが，かなりのハードワークである．もっと年をとったらついていけないのではないかと思ってしまうくらいだ．矢継ぎ早にマイクを通して聞こえてくる男性技師の声は大きく，はきはきとしている．ときどきお褒めの言葉をいただきながら，台の上でゴロゴロ，ゴロゴロし続けるわけである．

　それに対して，超音波検査ではずいぶんと様相が変わる．モニタを見やすくするためか，薄暗い部屋でお腹や背中にジェルを塗ったセンサーをあちらこちら押さえつける．このときは息を吸ったり，吐いたりするタイミングが大事なので，常に息の指示が出る．「息を吸って～～～～～～……，吐いて～～～～～……（文章では表現不可！）」女性のやさしい声で，ゆっくりと，語尾を伸ばしながら指示を受ける．薄暗い部屋で他の音がほとんどしない状態で，女性検査技師のやさしい，伸びた声が耳元で響く（実際は耳元ではない）．超音波のセンサーはグイグイ押しつけられることもあって，不快一歩手前のこともあるのだが，例の"声色"で癒されている私はとってもリラックスして検査を受けている．リラックスしていると筋肉の緊張も解かれるため，検査もしやすいはずだ．

　良く考えてみると，当院でも同じようなことが行われていることに最近気づいた．プロービング検査である．さすがに部屋は薄暗くないが，プロービングをしながら読み上げる"声色"は超音波検査さながらである．「3，2，4」ではなく「さん，に～～，よ～～～～ん」なのである（これも文章では表現不可！）．これで，私のなかで超音波検査と歯周組織検査が結びついた．

　超音波検査も歯周組織検査も，かかる時間は同じくらい．その長い，不快一歩手前の検査のときに使う"声色"によって，ずいぶんと患者さんが受ける心理的効果は違う．さすがに，患者さんがプロービング検査を好きになることはないかもしれないが，耳元でささやかれる（この場合は耳元に近い！）プロービング値の声色で，患者さんがリラックスしながら嫌な検査を乗り切れるとすれば，これはとっても大切なことになる．もしかしたら"癒しのプロービング"というのも幻ではないかもしれない．うん．

Part 2

患者さんを守るために

6. 患者さんを守るためのシステム
～細菌バイオフィルム破壊～

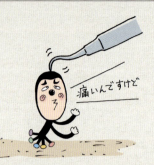

　私の大学時代くらいにコピー機が一気に普及した印象がある．生まれたときからコピー機が存在していたという読者も少なくないかと思うが，私が小学生の頃は，教室新聞なんかを作ってみんなに配るときにはガリ版印刷をしていた（興味のある方はネットで調べてね）．中学，高校ではコピー機はすでに存在していたかもしれないが，少なくとも，私は使ったことがなかった．使いだしたのは大学に入ってからである．試験前にカコモン（過去の問題）や真面目な友人のノートをコピーできたことは，つまずかず卒業できたことに一役買っていることと思う（N先生，ありがとう！）．ただ，私が初めて大量のコピーをしたのは，大学構内で高校の先輩（陸上部です）に会ったとき．先輩が持っていた大量のコピー用紙をニヤッと笑いながら渡され，「これ，コピーしといて」と言われたときだ．

> 自分の正しさを雄弁に主張することのできる知性よりも，自分の愚かさを吟味できる知性のほうが，私は好きだ．
> 　　　　　　　　　　　　　　内田　樹

　今では，PCや印刷機の普及で，データをネットからダウンロードしてそれをすぐに好きなだけ印刷できる時代となった．先輩から渡された5cm以上の分厚さのA3コピー用紙の束を持ち歩く必要もなく，ネット上でデータをやり取りしたり，小さなUSBメモリーなどで簡単に持ち運びもできる．そして，コピー＆ペーストにより，他人の情報の一部を切り取って，簡単に自分の資料のなかに潜り込ませることもできるようになった．そして，この"コピペ"が問題になるケースがかなり表面化してきているのである．最近では，研究者の過去の論文にコピペが見つかり問題視された．

　ネットでコピペを繰り返すうちに，出典がわからなくなっていることも多いが，出典の明らかな情報であれば，それを明記しながらコピペすることは私にもある．EBMを意識した話をするには，私という"バイアス"を通さず，そのまま論文からコピペして明示するほうが正しい伝わり方が期待できる（もちろん出典を明記します）．ただ，それを自分が書いたかのように振る舞うとなると，実に"マナーが悪い"ことになってしまう．どうしてマナーが悪いかというと，その元論文に対する"敬意"が欠如しているからである．よく論文の最後に「参考文献」というのを掲載するが，これは「これらの論文のおかげで私の論文が書けました」という謝辞に近いものである．CDの解説の最後に書かれている"Special Thanks to～"のようなものなのだ．なので，そこに過去に自分が書いた論文ばかりを載せるような人は？？？である．だって，自分の根拠は自分であり，"Special Thanks to me"なんだから．

　執筆だけでなくスキルをマスターするにも，われわれは先輩のコピーをしようとする．コピーの先に個性が見えてくるとはいうものの，われわれのスキルにどれだけ個性が必要なのかはわからない．しかし，少なくともアナログの世界ではコピーが出発点．そして，コピーをさせてもらう先輩には敬意をもつことも当たり前．やっぱり，「コピー」と対になるのは，「ペースト」ではなく「敬意」なのだろう．うん，きっと．

細菌バイオフィルム破壊と
リコール間隔の関係

　メインテナンスでお見えになった患者さんは，前回の来院から今回の来院までの間に細菌バイオフィルムが定着，成熟している．特に，深い歯周ポケットが残っている患者さんでは，その部位で歯周病菌が増えてきているかもしれない．深い歯周ポケットにおける細菌の後戻りに関してはさまざまな研究があるが，おおむね2，3カ月程度かかるという報告が多い[1〜4]（図1）（1週間で元に戻ったという報告[5]や，半年ほど追跡したが元のレベルまで戻らなかったという報告[6]などは，標準偏差を外れているのでスルー）．患者さんには，「口の中はバイ菌をゼロにはできないので，元のレベルに戻ってきた頃にお掃除に来てください」とお伝えしている．それはちょうど「3カ月」というリコール間隔に一致している．

　そもそも，歯周治療の後のメインテナンスにおいて，リコール間隔の基準が3カ月というのは疫学的なデータに基づいている．つまり，動的治療後に3カ月に一度メインテナンスに来てもらっていれば，動的治療の内容にかかわらず，おおむね良好な予後となったからである．"疫学的に決めた間隔"と"細菌学的な後戻りの間隔"がほぼ一致するのは，偶然なのか必然なのかはわからない．ただし，細菌の後戻りに関しては，実は"条件"というものがある．それは，「患者さんのプラークコントロールレベル」である．2，3カ月で細菌が後戻りするというのは，患者さんのプラークコントロールが良好な場合であって，不良であれば数週間といわれている．となれば，プラークコントロール不良の患者さんは数週間に一度来ていただくかというと，なかなかそうはいかないものだ．やはり，セルフケアのレベルUPをはかるほうが，患者さんにとってもわれわれにとってもハッピーである．レベルがUPすれば，"患者さんのおかげ"，UPしなければ"われわれのせい"というスタンスであれば，きっとUPする……はずである．

プラークコントロールレベル
のチェック

　歯周組織検査が終わり，検査直後のおおまかな説明も終わった．プロービングしているときに，歯頸部をすべて見ていくわけであるから，どこにプラークが残っていたかは覚えている．手書きの検査用紙には少なくとも記録しておいたほうが良いが，患者さんに知ってもらいたいときには，その部位をBOPの結果が記載されている咬合面観の資料に表示している（図2）．動的治療時であればプラークを染め出して患者さんに見ていただくこともあるが（図3），メインテナンスでプラークの染め出しまですることは限られている．

　また，清掃器具のチェックも気をつけたい．プラークが残存しているとき，勝手に歯ブラシを変更していたり（図4），当院で勧めた歯ブラシを使っていただいているものの，何カ月も交換していなかったりすることもある．また，口腔乾燥が原因でプラークが硬くなってしまい，同じように磨いているにもかかわらずプラークが残りやすくなるということもある．

　プラークが残っているときにどのように伝えるかということも配慮したい．"磨き残し"を"磨き忘

研究	追跡した細菌	後戻りにかかった日数
Sbordone, et al.[1]	P.gingivalis	60
Southard, et al.[2]	P.gingivalis	77
Forgas&Gound[3]	Motile forms	84
	Spirochetes	84
Slots, et al.[4]	Anaerobes	84
	Gram negative	105
	Motile rods	70

図1　細菌の後戻りに関する論文

れ"と表現したり，"○○さんにしてはめずらしく"というタグをつけることもある．他に問題がないのであれば，"ここさえうまく磨ければ完璧"という表現でもよい．メインテナンスでお見えになるたびにネガティブアプローチをしないように心掛けたいものである．

逆に，プラークが全く残っておらず，BOP率が極端に低い場合は"オーバーブラッシング"を心配したい（図5）．いわゆる，"磨き過ぎ"だ．これは，メインテナンス患者さんでよく見かける傾向である．歯肉退縮が進んでしまったり，知覚過敏が多発することもある．エビデンスはないが，BOP率が5％を切るような患者さんで，特にその傾向が強いように思っている．このような場合，プロービング値も小さいし見た目の炎症もないので，セルフケアに関して指導することはないと思ってしまうが，担当歯科衛生士が"ブレーキ役"を務めなければ後戻りできない状態になる．

ただ，オーバーブラッシングの患者さんの指導は案外難しい．なぜなら，"すでに患者さんは頑張っ

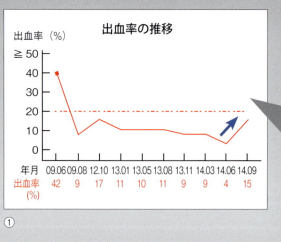
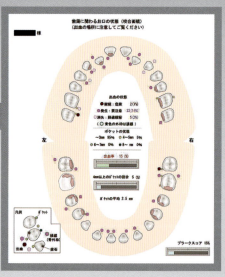

図2 BOPの部位とプラーク残存の部位

日頃プラークコントロールの安定している患者さんが図2-①のようにBOP率が上昇している．プラークの残存部位もさり気なく表示してお伝えすると，次回のメインテナンス時までに修正をかけてこられることが多い（図2-②）．イラストは患者さんにお渡しする資料なので，左右をカルテと逆に表示している

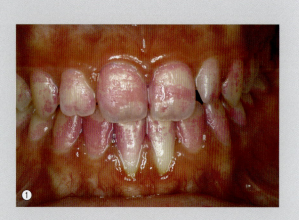
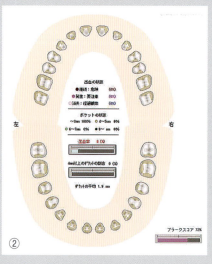

図3 動的治療時のプラークの染出しとスコア

プラークを染め出して（図3-①），プラークスコアも算出（図3-②）するのはある一定の効果はあるが，メインテナンスでルーティンに行う検査ではないと考えている

6. 患者さんを守るためのシステム ～細菌バイオフィルム破壊～

ておられる"からである．ブラッシングの時間が長いことを自慢されるようなこともあるくらいだ．そんな患者さんを"磨き過ぎ"の一言で片づけてしまうと，患者さんも立つ瀬がないのである．まずは，プラークがきれいに除去できていることに対して賛辞を呈したい．「こんなに汚れがないなんて，いったいどうやって磨いているんですか？」と逆に質問をすると，患者さんはきっとオーバーブラッシングの詳細を笑顔で答えてくれる．その返事から，患者さんのオーバー部分を拾ってみよう．歯ブラシの種類なのか，その持ち方なのか，ブラッシング圧なのか，ストロークなのか，ブラッシング時間なのか，頻度なのか……．

プライドをもったオーバーブラッシャーには，「最高レベルの歯磨きを伝授しましょう」とプライドをくすぐる指導をしてみたい．それはプラークを除去しながら，歯肉退縮を起こさないレベルに抑えるテクニックである．"磨き過ぎ"を"頑張り過ぎ"と言える担当歯科衛生士であれば，きっとうまく指導できるだろう．

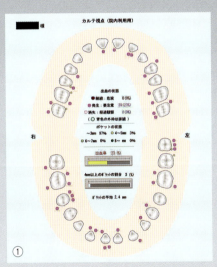
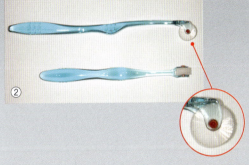

図4　BOP率の急上昇
BOP率が前回11％，前々回6％と安定していたのに，今回は23％に急上昇していた（**図4-①**）．話を伺うと，**図4-②**のような毛先がくるくる回る歯ブラシを使いだしたとのこと．BOPが舌側に集中的に発生していることから，舌側のプラークコントロールができていないことが想像できる

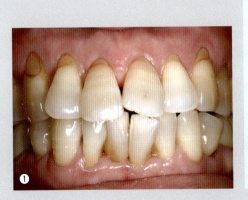
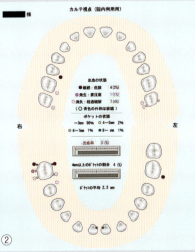

図5　低いBOP率
BOP率が低いからといって喜んでばかりはいられない．「オーバーブラッシング」による歯肉退縮の進行に神経をとがらせたい．初診時からオーバーブラッシングだった患者さんの口腔内写真正面観（**図5-①**）とBOPデータ咬合面観（**図5-②**）．前医での指導がオーバーブラッシングだったようである．当院にお見えになってから約20年間，ほとんど歯肉退縮は進行していない

最後に，セルフケアグッズの確認についても言及しておく．メインテナンス中に歯ブラシの種類を変えることは少ないかもしれないが，歯間清掃器具の変更などはありえる．動的治療中は劇的に鼓形空隙の大きさが変わったりするので，頻繁にチェックする必要があるが，メインテナンスで歯間部でのプラーク残存が目立ってきた場合，チェックすべき項目の一つである．検査ソフトでは場所がわかりやすいように，咬合面観で歯間清掃器具の表示ができるようにセッティングしてもらっている（図6）．歯列不正も表現できるので，患者さんにとってはどこの隙間なのか理解してもらいやすい．フロスと歯間ブラシ，そして，ワンタフトブラシの表示ができる．歯間ブラシについては，サイズによって柄の部分の色が変わるので，それに合わせた表示にすることで視覚的に理解してもらいやすいようにしている．部位によってグッズが変わるような患者さんでは，誤って違うグッズを使うと弊害がでてしまうので，そのような患者さんにはチェックしたときに必ずプリントアウトしてお渡しするようにしている．もちろん，サイズ変更をしたようなときにもお渡しする．ちなみに，お渡しするプリントアウトは鏡に映る自分の口腔内を想定して，左右がカルテと逆になっている．鏡とプリントアウトの両方を見ながら確認されている患者さんの姿が目に浮かぶ．

術者磨き

　プラークコントロールレベルのチェックを何気にした後，"頑張ってほしいところ"や"頑張り過ぎないでほしいところ"が見つかったとする．もちろん，前述のように，言葉を選びながらお話するというのが基本であるが，言葉を使わない方法もある．

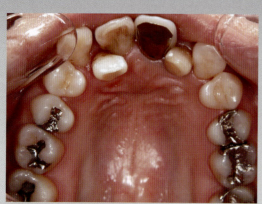
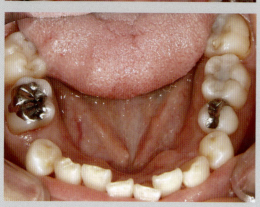
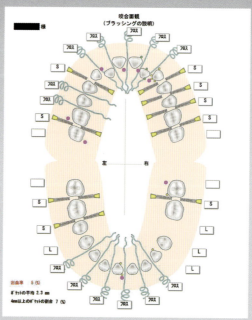

図6　歯間清掃器具の表示
　歯間清掃器具が多種類になると，どこにどの器具を使えばいいのか覚えていただくのが大変である．そのため，咬合面観のイラストで器具の種類がわかるように表示しプリントアウトをお渡ししている．左右は鏡を見ながら確認できるよう，カルテとは逆になっている

6. 患者さんを守るためのシステム 〜細菌バイオフィルム破壊〜

それが術者磨きである（図7）．

術者磨きでは，患者さんが日頃使っておられる歯ブラシを使って，担当歯科衛生士が最も望ましいと思われるブラッシングを"黙って"行う．このとき，余計な言葉は不要である．「まず歯磨きから始めますね」くらいでOKだ．なぜなら，患者さん自身に"気づいてもらいたい"からである．術者磨きの最大のねらいは"気づき"の発生なのだ．

この術者磨きは，アンダーブラッシングにも，オーバーブラッシングにも有効なのが便利なところだ．歯ブラシの毛先がうまく当たっていないようなところ，つまり，アンダーブラッシングになっているところを，適切に担当歯科衛生士がブラッシングすると，患者さんは感覚で自分のブラッシングとの違いを理解してもらえる．磨き過ぎになっているようなところでは，ブラッシング圧はもっともっと小さくていいんだ，というメッセージが患者さんの感覚として伝わる．患者さんのなかで起こる気づきの発生は，言葉で何度も伝えるよりも効果的なことがある．言葉で説明しても反応の薄い患者さんやコミュニケーションをとりにくい患者さんに術者磨きをしてみると，次にお見えになったときに改善している，なんてこともあるのだ．ただし，術者磨きは案外時間を食うので，ポイントを絞ったような使い方が実際的かもしれない．一度お試しあれ．

超音波スケーリングによる細菌バイオフィルム破壊

メインテナンスにおける細菌バイオフィルム破壊の主役は，「超音波スケーラー」になるのではないだろうか．たま〜に，音や水が苦手な患者さんで使用が制限されるようなこともあるが，たいていのメインテナンス患者さんに対して使っている．当院では，チェアに付属の超音波スケーラー（図8）とカートに載せた超音波スケーラー（図9）があって，両方とも使っている．カートに載せた超音波スケー

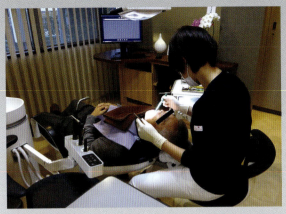

図7 術者磨き
術者磨きは手本のやり方をマスターするためというより，"手本と自分のやり方が違う"ことに気づいてもらうために行っている

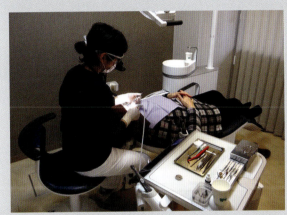

図8 チェア備え付けの超音波スケーラー
チェアにはスプラソン（サテレック社製，白水貿易）の超音波スケーラーを備え付けている．いつでも使えるので機動力が魅力である

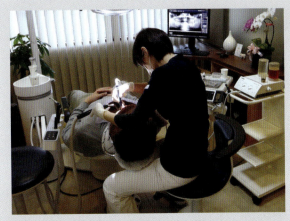

図9 カート備え付けの超音波スケーラー
ボトル給水タイプのピエゾンマスター（EMS社製，松風）も頼りになる超音波スケーラーである．ボトル給水は温度調節や薬液の使用が気軽にできるのが最大の武器である

ラーはボトル給水タイプなので，水の温度調節もしやすいし，水の代わりに薬液も使うことができるので"外せない"（薬液に関しては7章で詳述）．

チェア付属タイプにしても，カートタイプにしても，使用する超音波スケーラーのチップは細くて長いタイプがお勧めである（図10）．プローブのような形態が使いやすいだろう．たくさんのチップが用意されていても，実際問題そんなにしょっちゅう交換はできないものだ．結局，使用頻度の高いチップがとっても使いやすいというのが望ましい……と私は思っている．

超音波スケーリングで気をつけたいのが，施術中の"知覚過敏"である．これは患者さんにとっては切実な問題である．実は，私も下顎の7番に超音波スケーリング時に知覚過敏を起こすところがある．経験された方はおわかりだと思うが，ジワジワではなく，急に起こる痛みなので自分でもびっくりする．"ジワジワと痛くなりそうな感じ"であれば，術者に事前に伝えることができるのだが，あいにく"突然"なのである．一度これを経験すると，超音波スケーリングをしてもらうときには，"いつ来るか?!"構えるようになる．きっと，患者さんも構えておられるに違いない．ちなみに，私は年に何回か愛するスタッフに全顎クリーニングをしてもらう．そして，スタッフ全員が，私の知覚過敏の部位を知っている．つまり，"院長の泣き所"を知っているわけである．幸い，いつもみんな配慮をしてくれているが，関係が悪化したときには……，やられるかもしれない．

さて，超音波スケーリング時に起こる知覚過敏を防ぐ方法を考えてみよう．まず，施術前に"普段からしみやすいところがないか"確認は怠らないこと．前回とは違うところで新たな知覚過敏が起こることもあるし，超音波スケーリングをしなくても，普段からしみているようなら悪化しているのかもしれない．

次に，DHカルテに必ず知覚過敏の部位を記載しておくこと（図11）．しかも，どのような刺激であ

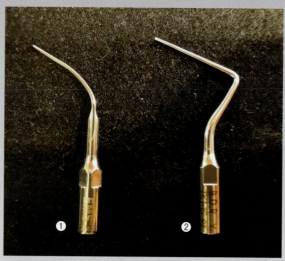

図10　超音波スケーラーチップ
各メーカーで各種チップが用意されているが，プローブのように細くて歯周ポケット内への到達性の良いチップは深い歯周ポケットの残っている患者さんの細菌バイオフィルム破壊には必需品である．
①はPL3（松風），②はTK1-1S（白水貿易）

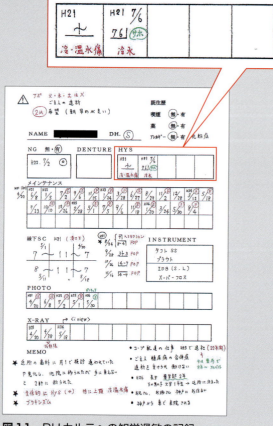

図11　DHカルテへの知覚過敏の記録
施術中に知覚過敏が発生した場合，必ずその部位や誘発する刺激について記録をしておかなければならない

6. 患者さんを守るためのシステム ～細菌バイオフィルム破壊～

ればしみるが，どのように配慮をすればしみないか，というような情報も大切である．たとえば，超音波スケーラーのパワーセッティングがどれくらいだったらしみやすいが，どれくらいまで落とせば大丈夫とか．水であればしみやすいが，お湯に換えるとしみにくいとか．そして，このような情報は施術前に頭に叩き込んで臨み，患者さんには「前回，ここをお掃除中にしみたので注意しますね．それでもしみるようでしたら教えてくださいね」と"ちゃんと私はわかっています"というメッセージを送らなければならない．これは，2章（p.13 参照）の心得にも通ずるところである．一度痛みを与えてしまったら，二度と与えないという心構えがプロフェッショナルだと思っている．やっぱり，スタッフとは仲良くしておかないと……．

ハンドスケーリング

超音波スケーラーほどではないかもしれないが，ハンドスケーラーも使用する．下顎前歯部の歯肉縁上歯石などは，細くなったキュレットやシックルで除石するほうが効率的であったりする．また，インプラントアバットメントに付着した細菌バイオフィルムを除去するには，プラスティックスケーラーが便利である（図12）．

深い歯周ポケットや出血の続いている歯周ポケットを探ると，残石が見つかることもある．そのような場合は，グレーシーキュレットなどを用いて本格的な SRP をすることになる．もちろん，超音波スケーリングでも OK であるが，歯石の感触はキュレットのほうがつかみやすいだろう．患者さんによっては，超音波スケーリングが苦手とおっしゃる方もおられるので，そのような場合はハンドスケーリングで細菌バイオフィルム破壊（デプラーキング）をすることもある．このあたりは担当歯科衛生士の好みやスキルの関係もあるので，すべて任せている．

"今の自分で最もパフォーマンスが上がる方法"を選んで行ってもらうことになる．

PMTC

歯肉縁下の細菌バイオフィルム破壊が終わってから，仕上げとして，PMTC (Professional Mechanical Tooth Cleaning) を行っている（図13）．患者さんには，「仕上げに磨きをかけて，汚れがつきにくいようにしますね」と声をかけている．歯肉縁下の細菌叢を正常化したいから，という目的で PMTC を行う先生もおられるようだが，私はそれを狙っているわけではない．もちろん，しょっちゅう患者さんに来ていただいて，PMTC を徹底的に行えば歯周ポケット内の細菌叢が変化したという報告もあるようだが，それを主目的にするのであれば，超音波スケーリングで一発解決である．

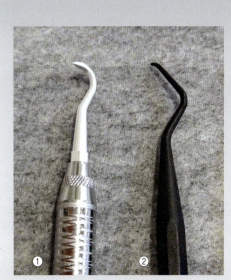

図12 プラスティックスケーラー
インプラントアバットメント周囲にはプラスティックスケーラーを使っている．
①は Implacare™ Ⅱ H6/7 tip (Hu-Friedy)，②は 1350 Implant (KERR HAWE)．現在は主に Implacare™ を使っている

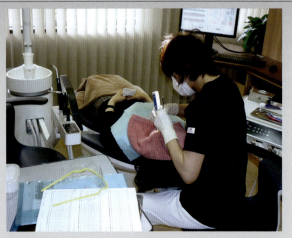

図13　PMTC
　メインテナンスにおけるクリーニングの仕上げにPMTCを行っている．根面への効果や細菌への効果はそんなに期待していないが，リコール率UPにつながると確信している．きっと……

　これを読まれているあなた自身は，PMTCを受けられたことがあるだろうか？　私は超音波スケーリングなどを受けた後にPMTCもしてもらっている．もし読者で未経験者がおられれば，ぜひPMTCを経験してみてほしい．今から書くことが実感として理解できるはずである．

　まず，施術中がとっても心地よい．リズミカルな適度な振動で歯面を研磨してもらうと，途中で寝てしまいそうになる．特にスキルの高い歯科衛生士が施術すると，"器具の存在感が消える"ので，口を閉じてしまいそうになるのである．そこそこな大きさのヘッドが口の中に入っているにもかかわらず，存在感が消えるというのはたいした技術だと感心する．そして，施術後は舌で触るとツルツルになっているし，見た目も着色が取れてきれいなのだから，気分はルンルンである（50代男性の使う表現ではないが……）．つまり，PMTCは"また来院したい"という強いモチベーションをもたらしてくれるのである．歯科医院には痛みや音など不快なものが満載だが，PMTCという施術は，唯一歯科医院の敷居を低くしてくれる効果があるのだ．メインテナンスクリーニングの締めをPMTCにする理由はここにある．

　チェアのエンジンに接続して使うタイプもあり，開業当初はそちらを使っていたが，コードレスが出てからはそちらに入れ替えた（図13）．コードがない分，軽くて機動性がよくなっているので，術者はもちろんのこと，患者さんも快適に施術を受けてもらえる．使っていないときに充電しておいて，いつでも使えるようにスタンバイしておかなければならないが．

　PMTCなんて誰がやっても同じように気持ちが良いもの，と考えるのは間違いである．そのようなことを言う先生は，きっと新卒歯科衛生士にPMTCをしてもらったことがないはずである．ウソだと思えばぜひチャレンジしてもらいたい．プロービングや超音波スケーリングと同じように，PMTCも新卒歯科衛生士の実験台になっていた私が言っているのだから本当である（n=1のエビデンスは低いが……）．患者さんの開口量を調整しながら，ヘッドを無理なくポジショニングし，ブレないような適度な側方圧をかけながら"流れるように"施術していくには，トレーニングが必要なのである．院内のPMTC力UPも，システム化のときの目標の一つに据えてもいいかもしれない．きっと，「食事して口の中が汚れるのがもったいない〜」と言ってもらえる患者さんが増えるはずだ．

Dr. Hiroが考える
メインテナンスのための院内システム

- リコール間隔は，疫学的，細菌学的観点から「2，3カ月」が妥当だが，さらに患者さんの「セルフケアスキル」を加味して決めることが大切である！
- 患者さんのセルフケア状態を見極め，有言無言で上手に指導しよう
- メインテナンスの仕上げとして行うPMTCには高いスキルが求められる．心地よく流れるような施術で，患者さんの来院動機UPへ繋げたい

6. 患者さんを守るためのシステム ～細菌バイオフィルム破壊～

参考文献

1) Sbordone L, Ramaglia L, et al. Recolonization of the subgingival microflora after scaling and root planing in human periodontitis. *J Periodontol*. 1990; **61**(9): 579-584.
2) Southard SR, Drisko CL, et al. The effect of 2% Chlorhexidine digluconate irrigation on clinical parameters and the level of Bacteroides gingivalis in periodontal pockets. *J Periodontol*. 1989; **60**(6): 302-309.
3) Forgas LB, Gound S. The effects of antiformin-citric acid chemical curettage on the microbial flora of the periodontal pocket. *J Periodontol*. 1987; **58**(3): 153-158.
4) Slots J, Mashimo P, et al. Periodontal therapy in humans. 1. Microbiological and clinical effects of a single course of periodontal scaling and root planing and of adjunctive tetracycline therapy. *J Periodontol*. 1979; **50**(10): 495-509.
5) Mousques T, Listgarten MA, et al. Effect of scaling and root planning on the composition of humans subgingival microbial flora. *J Periodont Res*. 1980; **15**(2): 144-151.
6) Listgarten MA, Lindhe J, et al. Effect of tetracycline and/or scaling on human periodontal disease. *J Clin Periodontol*. 1978; **5**(4): 246-271.

7. 患者さんを守るための システム ～抗菌療法～

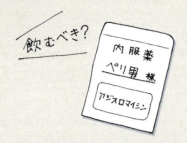

　講演会などの演者として声を掛けていただく機会がある．たいへん光栄なことなのだが，人前で話をすることが大の苦手だった私が，何百人もの前で話をすること自体驚きである．という話をしても，もう誰も信じてもらえないくらい講演をしているということのようだ．自分の主宰するセミナーではたくさんの情報を時間いっぱいまで話し続ける．関西人血中濃度は高いほうなので，もちろんウケも狙う（スベルことが多い！）．受講生の皆さんはたいていセミナー終了と同時に「頭の中がパンクしそうだ」と声をそろえておっしゃる．でも，私にはその感想は響いてこない（もちろん，ニコニコして聞いてはいます）．なぜなら，たくさんの情報を伝えるのは，それらを全部吸収してほしいという懇請から発しているわけではないからである．私の真意は別のところにある．しかも二つ．一つは"自分にはまだ知らないことがたくさんある"と気づいてもらいたいということ．もう一つが，"知らないことに触れることは楽しい"と感じてもらいたいということである．この二つが揃ったときに，知が起動する．

> Education is what survives when what has been learnt has been forgotten. B. F. Skinner
> **教育とは，学んだことがすべて忘れられた後に残る何かである．**
> BF スキナー

　大きな講演会などでは少し戦略を変えることが多い．情報量は抑えめにして，歯科の楽しさができるだけ伝わることを意識する．なぜなら，講演会場に入った受講者が講演後に会場から出るときに，"お腹がいっぱい"になっていることを目指さないからである．私が望むのは（望むと実現は違うのだが），講演会場に入るときと出るときとで"違う人間"になってもらいたいのである．「自分の携わっている仕事は素晴らしい」とか，「明日からの仕事が楽しみだ」とか思えるような，"歯科医療従事者としてのスイッチ"が一つ入るような講演をしたいと願っている（願いと実現は違う）．教育とは，買い物かごがいっぱいになることを目指すのではなく，買い物をする前と後で違う人間になること，らしい．私に「教育」などという大それたことができるとも思えないのだが，自らが経験した知の起動を伝えることくらいは目指したいと考えている．

> The greater our knowledge increases, the more our ignorance unfolds. John F. Kennedy
> **知識が増すほど，われわれの無知が明らかになる．**
> JF ケネディ

　知らないことに触れれば触れるほど，自分の無知が表在化するにもかかわらず，われわれはハッピーである．知らないことに出会ったときの喜び，知らないことを知っている人に出会ったときの喜び．無知や不能にこんなに力があるんだと感心してしまう．「私はもう知っている」というあなた．お前はもう死んでいる．（北斗の拳風）

超音波スケーリングにおける薬液利用

超音波スケーリングをするときに薬液を使うことがある．当院では，ボトル給水タイプの超音波スケーラーのボトルの中に薬液を入れて使っている（**図1**）．このように書くと，たいていの方がどんな薬液を使うのか興味津々，耳がダンボのはずだ（昭和風）．でも，くれぐれも言っておくが，SRPにおける薬液併用はほんのプラスアルファ効果しかないということを覚えておいてほしい（**図2**）[1]．あくまで超音波チップの機械的振動や洗い流しという，機械的な効果が主役なのである．

当院で採用している薬液はポビドンヨードである（**図3**）．通常，出入りの業者さんにポビドンヨードを発注すると，10％液を持ってきてくれる（ポピヨドン液など）．当院でも最初はこれを使っていたのだが，やめることにした．理由は簡単．"マズい"のである．いくら希釈して使うにしても"マズすぎる"のである．本来，この液は滅菌ガーゼなどに染みこませて，手術部位などを拭き取るようなときに使うものなので，味にこだわりなんてないのが当然（興味のある方はテイスティングしてみてください！）．そこで，イソジンうがい薬として市販されている7％液に変更した．これであれば口に入れることを前提として作られているので，味はかなり改善している．メントールやサリチル酸のようなスッキリ系も含まれているし，サッカリンのような甘系も含まれている．当院ではこの7％液を70倍希釈して使うようにしている．以前は40倍希釈をしていたのであるが，もう少し薄めて使うようになったのはそれなりの理由がある．

ポビドンヨードの原液はかなり酸性が強い．測定条件にもよるが，pHで2くらいだ．希釈をすればするほどpHは上がっていくものの，40倍だとpHが4程度までしか上がらない．70倍になってやっと5.5程度である．pHが低いと歯の酸蝕が心

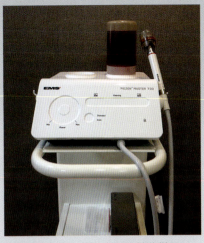

図1　超音波スケーリングにおける薬液併用
ボトル給水タイプの超音波スケーラーであれば，簡単に薬液をセッティングできる．写真はピエゾンマスター700（松風）

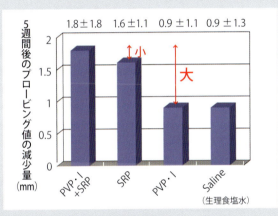

図2　SRPにおける薬液の効果
ポビドンヨード10％液を併用してSRPをしても，SRP単独との差は微々たるものである．しかし薬液単独との差は大きく，機械的除去の重要性がうかがい知れる（文献[1]のデータを元に作成）

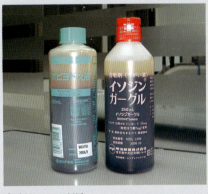

図3　ポビドンヨード液
左のポピヨドン液は10％に調整されたものだが，口腔内に使うにはたいへん"酷"なため，右のイソジンガーグル（7％液）に変更した

配なので，70倍希釈にしたわけである．それと，ポビドンヨードというのは濃度が高ければ高いほどよく効くというわけではない．本来ポビドンヨードはポビドンという巨大分子とヨードを水素結合で引っ付けているのだが，抗菌効果があるのはそこから遊離したヨードである．そのヨードの分離は濃度が上がると増えていくものの，ある濃度を境目にしてそれ以上上げると逆に遊離しにくくなる．その境目の濃度がだいたい0.1％，つまり，7％液の場合だと70倍希釈したときの濃度になる（図4）[2]．なので，抗菌効果が高くて酸蝕リスクが比較的低い濃度ということで希釈度を決めているわけである．

どうしてポビドンヨードを採用しているかということも説明が必要だ．洗口液のトップランナーはクロルヘキシジンで，当院でもインプラントや再生療法などの術後に洗口液として使ってもらっている．クロルヘキシジンはプラスに帯電しているので，マイナスに帯電したペリクルや細菌へ結合しやすく，それにより徐放性と抗菌性の二つを兼ね備えた抗菌剤となっている．洗口液としてそんなに優秀なんだったら歯周ポケット内でもよく効くように思うが，残念ながら，その効果は歯周ポケット内では発揮できないようだ．なぜなら，タンパク質（特に血清由来のタンパク質）が多いところではクロルヘキシジンは効果が減弱してしまうから．歯周ポケット内は炎症が強ければ強いほど，別の言い方をすると，クロルヘキシジンを効かせたいと思うような状態であればあるほど効きにくい，というパラドックスに陥ってしまうのである．それじゃあ，ポビドンヨードは歯周ポケット内でよく効くのかといわれると，微々たるもの．やはり，薬に期待するというのはやめたほうがいい（いや，ほんとに）．それともう一つ，ポビドンヨードの利点．それは皆うがい薬として使っているということである．ポビドンヨードを使って超音波スケーリングをする前に，「イソジンでうがいしたことがありますか？」とか，「イソジンでうがいをしても大丈夫ですか？」という質問をすると，たいていの患者さんが"YES"と答えてくれる．これで簡単なスクリーニングができたことになる．クロルヘキシジンではこうはいかない．

かといって，ポビドンヨードがいいことばかりとは限らない．歯肉縁上にクロルヘキシジンを使うと長時間効果が期待できるが，ポビドンヨードの作用時間は限られている．また，ポビドンヨードは銀合金を変色する．パラジウム合金程度であればほとんど問題はないが，小児用インレーに認められている銀合金などはすぐに黒く変色する（図5）．これは，ヨウ化銀が形成されるためである．シリコーンポイントで研磨すれば元の光沢を取り戻せるものの，この理由でポビドンヨード使用を控えることはない．だって，銀合金が口腔内に入っている患者さんは，イソジンでうがいもできなくなってしまう．ましてや，われわれがメインテナンスで使うとしても，数カ月に一回の頻度であり，十分無視できると考えている．

それでは，具体的にどのような場合にポビドンヨードを使った超音波スケーリングをしているかを説明したい．まずは，炎症傾向のある深い歯周ポケット．具体的にはプロービング値が6mm以上で，出血や排膿などが認められる場合．当院の検査ソフトであれば，プロービング値の背景色が"緑色"になっているようなケースだ（p.33参照）．4，5mm程度の歯周ポケットであれば，水を使った超音波スケーリングとほとんど結果が変わらないとされている．また，急性発作を起こしているような部位では，場合によっては切開をすることもあるが，歯周ポケット内はポビドンヨードを使いながら細菌バイオフィルム破壊を行う．特に，根分岐部病変の部位は細菌の機械的除去も難しいところなので，プラスアルファ効果を期待してポビドンヨードを併用する．最後にしつこく書かせていただくが，細菌を歯周ポケット内から減らす最も有効で確実な方法は機械的除去であり，薬液を使った併用療法は付加的効果しか期待できない[3]．

歯周抗菌療法

アジスロマイシン（ジスロマック®）などの抗菌薬を経口投与して感染症である歯周病を治療しようというアプローチがある（歯周抗菌療法とよぶことにします）．「細菌感染症治療＝抗菌薬投与」は自然な流れであり，このような発想が出ることは不思議ではないし，日本でブームになるずっと以前から欧米ではそのような治療法を勧める人たちが存在している．実は，当院ではこの歯周抗菌療法を取り入れていない．細菌学や化学療法にとっても興味のある私が取り入れていないということは，"それなりの理由"がある．歯周抗菌療法のメリットはネット上ですぐに見つけられるはずなので，ここではどうして私がそれを導入していないかということを中心に解説したい．

① 歯周病菌によく効く抗菌薬は腸内細菌にもよく効く

これは"耐性菌問題"として考えていただきたい．現時点で歯周病菌（歯周病原細菌）としてリストアップされている細菌は約10種類（表1）．故Socranskyらによる認定基準に沿ってリストアップされているが，認定基準のクリアー度は細菌によってまちまちである．そのなかでも，「レッドコンプレックス（Red Complex）」とこれまた故Socranskyらによって命名されたグループは，その認定基準を余裕で突破した"悪玉中の悪玉"といわれている．歯周抗菌療法でも，このグループをメインターゲットに設定していることが多い．

歯周病菌のリストを大まかに眺めてみると，その多くは（レッドコンプレックスを含め）グラム陰性嫌気性桿菌である（図6，7）（以下，嫌気性という表現は偏性嫌気性に限定し，通性嫌気性菌は好気性菌に含めることとする）．ただし，3つの細菌（*Aggregatibacter actinomycetemcomitans*,

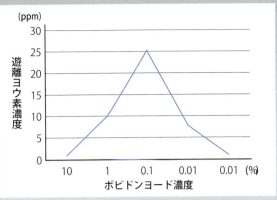

図4 ポビドンヨード濃度と遊離ヨウ素濃度の関係
ポビドンヨードの抗菌作用は遊離ヨウ素によるものだが，その濃度が高くなるのはポビドンヨード濃度では0.1％付近といわれている（文献[2]を元に作成）

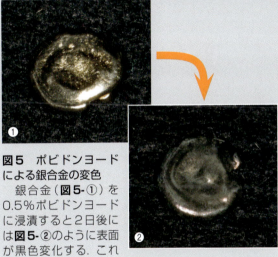

図5 ポビドンヨードによる銀合金の変色
銀合金（図5-①）を0.5％ポビドンヨードに浸漬すると2日後には図5-②のように表面が黒色変化する．これはヨウ化銀の形成によるものである．シリコーンポイントによる研磨で光沢を取り戻すことができる

表1 歯周病原細菌候補リスト
病原性の強弱，発現頻度の高低，地域差があり，常在菌との線引きもあいまいである．現時点ではこのような候補があがっているが，10年後も同じとは限らない

- *Porphyromonas gingivalis*
- *Aggregatibacter actinomycetemcomitans*
- *Tannerella forsythia*
- *Prevotella intermedia*
- *Campylobacter rectus*
- *Eikenella corrodens*
- *Fusobacterium nucleatum*
- *Capnocytophaga sputigena*
- *Treponema denticola*
- *Parvimonas micra*

　　　はレッドコンプレックスと呼ばれる

Eikenella corrodens, *Campylobacter rectus*) はグラム陰性好気性桿菌，最近注目株の *Parvimonas micra* はグラム陽性嫌気性球菌である．抗菌薬の抗菌スペクトルは個々によって異なるものの，大体決まっている．たとえば，βラクタム薬（ペニシリン系，セフェム系）は，本来グラム陽性好気性球菌をターゲットにしていたが，世代が進むにつれグラム陰性菌や嫌気性菌にもスペクトルを拡げている（図8）．それに対して，キノロン系はグラム陰性好気性桿菌を得意としているが，世代が進むにつれてグラム陽性菌や嫌気性菌にも効くようになってきた（図9）．マクロライド系はペニシリンが使えないときの第二候補という位置づけで登場したものの，日本では耐性菌の急増とともにそのような使い方ができなくなっている．分子量が700を超える巨大分子なので（表2），グラム陰性菌のポーリンを通過するのが困難なため，バンコマイシン（分子量約1,500！）とともにグラム陰性菌狙いでは通常使わない．

　さて，歯周抗菌療法ではレッドコンプレックスの属するグラム陰性嫌気性桿菌にターゲットを絞ることが多い（たまに *Aggregatibacter actinomycetemcomitans* ; A.a 菌を狙っていることもある）．それでは，内服した抗菌薬が必ず通過する腸内にはどんなタイプの細菌が棲み着いているのかご存じだろうか？（図10）なんと，その半分以上がバクテロイデス属である．これは，レッドコンプレックスで注目されている *Porphyromonas gingivalis* (P.g 菌) や *Tannerella forsythia* (T.f 菌) の親戚にあたるグラム陰性嫌気性桿菌である（P.g 菌，T.f 菌は，かつてそれぞれ *Bacteroides gingivalis*, *Bacteroides forsythus* とよばれていた）．腸内細菌というと大腸菌をまず思い浮かべる人が多いようだが，大腸菌は腸内に棲み着いている細菌の0.1％以下しか占めていない．ちなみに，大腸菌はグラム陰性好気性桿菌．つまり，歯周病菌によく効く抗菌薬ほど，腸内細菌に負荷をかけることになるわけである．逆に言うと，お腹にやさしいという表現のされる抗菌薬ほど歯周病菌には効きにくいということになる．

　腸内細菌に負荷をかけると心配なのが，耐性菌の増加である．お腹が緩むとか，偽膜性大腸炎なども心配ではあるが，ここではスルー．日本では第3世代セフェム系が「なんでこんなにたくさんあるの？」とつっこみを入れたくなるくらい認可されている．こういうのを業界では me-too-drug というらしい（うまい！）．そして認可だけでなく，たくさん使われているために耐性菌が増えてしまった．βラクタマーゼ（βラクタム薬を不活化する酵素）を産生する腸内細菌がいっぱいいっぱいいるのである．抗菌薬を内服すると，腸内細菌のうち感受性のある菌は減少し，耐性のある菌はそのまま残る（図11）．これを繰り返しているうちに，少しずつ耐性のある菌が占める割合が上がっていく．また，βラクタマーゼ遺伝子をプラスミド内にもっている細菌は，隣の細菌にそれを手渡すことができる（図12）（なんと Kiss して渡す！）．ということは，耐性遺伝子が周りに拡大していくこともあるわけである．

　歯周抗菌療法で注目されたアジスロマイシン（ジスロマック®）というマクロライド系抗菌薬の場合，その耐性菌の拡大はどんな状況だろう？　これは国によってそ〜と〜違いがある．たとえば，アジスロマイシンに対する耐性をもっている肺炎球菌の耐性率は，国の耐性菌対策がきちんとなされているドイツでは9.5％で優秀．患者さんがCMを見て，「この抗菌薬を処方してほしい」と言ってくるようなアメリカでは29.4％である．耐性率が20％を超えると，その抗菌薬は第一選択から外される，ということを考えると不合格．日本はどうかというと，2011年のデータを見ると，なんと89.5％！このデータが出たときに，テレビニュースでインタビューを受けた大学教授が「新しい薬の開発が望まれる」とコメントしていた．そういう人がいるからこそ，耐性菌が増えてきたのである．情けない．

　歯周治療に抗菌薬を使うという発想は，そもそも

7. 患者さんを守るためのシステム 〜抗菌療法〜

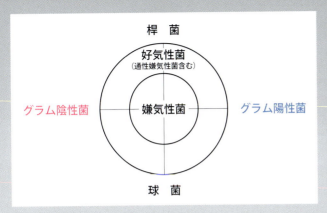

図6　抗菌薬サークル図
　右をグラム陽性菌，左をグラム陰性菌とし，上を桿菌，下を球菌とするとグラム染色性と形態による分類ができる．そして内円を嫌気性菌，外円を好気性菌（通性嫌気性菌を含む）とすることでさらに細分化した分類ができる
（戸塚恭一監修．抗菌薬サークル図データブック，じほうより）

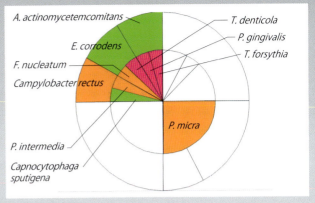

図7　歯周病原細菌と抗菌薬サークル図
　表1の歯周病原細菌を図6の抗菌薬サークル図にはめ込むと，ほとんどがグラム陰性嫌気性桿菌である．ただし，3つの細菌はグラム陰性好気性桿菌，1つはグラム陽性嫌気性球菌となっている．背景色が赤であればレッドコンプレックス，オレンジであればオレンジコンプレックス，緑であればグリーンコンプレックスを意味する

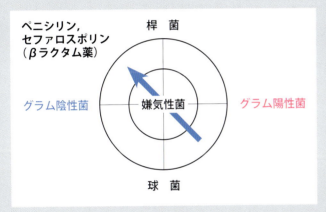

図8　βラクタム薬のスペクトル拡大
　ペニシリンやセフェムで知られるβラクタム薬はグラム陽性好気性球菌からスタートし，世代が進むにつれてグラム陰性菌や嫌気性菌にスペクトルが広がっている

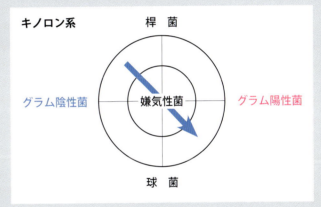

図9　キノロン系のスペクトル拡大
　キノロン系抗菌薬ではβラクタム薬とは反対のスペクトル拡大で，スタートはグラム陰性好気性桿菌である

表2　各種抗菌薬の分子量

各種抗菌薬の分子量	
バンコマイシン	1,449
アジスロマイシン	749
ゲンタマイシン	478
ドキシサイクリン	444
セファクロール	368
アモキシシリン	365
レボフロキサシン	361
クロラムフェニコール	323

　抗菌薬がグラム陰性菌の細胞壁を通るのは主にポーリンという穴だと考えられている．その穴は分子量600を超えると通過しにくいので，分子量の大きいバンコマイシンやマクロライドはグラム陰性菌狙いには使われない

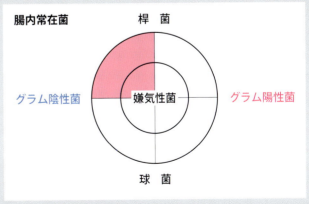

図10　腸内常在細菌叢
　ピンクで色分けしたグラム陰性嫌気性桿菌およびグラム陰性好気性桿菌で占められており，前者が半分以上の占有率である．図7の歯周病原細菌と抗菌スペクトル上似通っているのがわかる

日本人と親和性が高いものである．風邪でも抗菌薬を処方する国は，世界的にも珍しい．国民は「受診する＝薬をもらう」と思っている．その結果どうなったかというと，日本は先進国のなかで群を抜いて"耐性菌のはびこる国"となってしまった．いや，正確には，発展途上国よりも劣るのである．これを国民のメンタリティーのせいにしてしまうのは，少々無責任な気がする．日本の医療制度や，医師と製薬会社の関係など，根はとても深いはずだ．こんな日本でも，感染症医という専門医がようやく脚光を浴びるようになってきた風潮は大歓迎である．本屋の医学書コーナーでは，感染症医のための本がぞくぞくと出版されている．彼らの活躍で，「日本は耐性菌大国で，ワクチン後進国」とよばれる世界の常識が少しずつ修正されることを祈っている．少なくとも，われわれ歯科医が耐性菌拡大に手を貸してしまい，いざ患者さんが感染症にかかったときに使える抗菌薬がない，という事態にならないようにしたいものである．

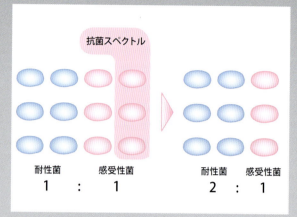

図11 耐性菌の拡大・その①
投与した抗菌薬に感受性のある細菌が減り，耐性のある細菌が増えていく

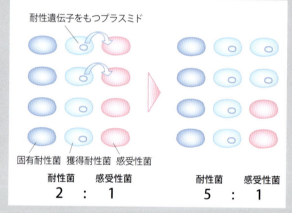

図12 耐性菌の拡大・その②
プラスミドを介して隣の細菌に抗菌薬に対する耐性遺伝子が伝達していく

②SRPがハイレベルだと抗菌薬がよく効く

これは，適応症を考えるときに参考にしてもらいたい．SRPをしたものの改善がなかったときには，いくつかの選択肢が残されている（図13）．一つが歯周外科をすること．ただ，歯周ポケットを浅くするためのポケット療法というのは案外適応症の幅が狭く，デメリットのほうが目立ってしまうということも多々ある．もう一つが，再SRP．たとえば最初のSRPを浸潤麻酔をしないで行っていれば，2回目は浸潤麻酔下でSRPをさせてもらうというのも"アリ"かもしれない．ただし，1回目で取れなかったものが2回目で取れるかというと，うまくいかないことが多いのが現実である．他の方法はどうだろう？　さらなる改善は望まず，現状維持を目標に，ケアに移行するということもあるだろう．予知性がないと批判を受けるかもしれないが，これも

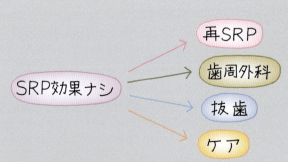

図13 SRP後オプション
SRPの効果が低かった場合，さらなるアプローチとしていくつかのオプションが考えられる

7. 患者さんを守るためのシステム ～抗菌療法～

立派な選択肢の一つである．悪くならないようにと祈りながらケアを続け，幸い，悪くならなかったとしてもそれは結果論である．歯周ポケット内の細菌を悪化の閾値よりも低いレベルに抑える…，なんてことは積極的にいえることではなく，そう願ってケアをしていたら結果的に悪化しなかった，というだけ．つまり，「閾値以下に細菌をコントロールできていたんだろうね」と事後的，遡及的，回想的に語られるものなのである．

　SRPで改善しなかったときに，歯周抗菌療法を行うというアプローチもある．これだけを取り上げると全く問題がないように思えるが，実は大きな問題があるのだ．歯周抗菌療法をする場合，まず細菌バイオフィルムを破壊して細菌数を減らしておくという原則がある．たとえば，テトラサイクリンという抗菌薬で*A.a*菌をやっつけることを考えてみよう．この場合，最小発育阻止濃度（Minimum Inhibitory Concentration, MIC）は約6μg/mL．MICは検査法にもよるが，*A.a*菌を10^5 cells/mLに調整して検査するので，*A.a*菌10^5 cells/mLに対して6μg/mLのテトラサイクリンを作用させると，*A.a*菌はおとなしくなるということを意味している．では，歯周ポケット内ではどれくらいの*A.a*菌が棲み着いているかというと，深い歯周ポケットで爆発的に増えているようなときには，なんと10^7 cells/mLもウヨウヨしている．これは，MICを測定したときの実に100倍である．ならば，テトラサイクリンを100倍投与すれば良いかというと，そんなに大量のテトラサイクリンを飲むと，おそらく*A.a*菌が死ぬ前にその患者さんが死んでしまう．それを解決するためには，歯周ポケット内の*A.a*菌をあらかじめ減らしておく，という手段が取られるわけである．これにより，*A.a*菌1匹あたりにアタックできるテトラサイクリン分子数が増加することになる．

　ここまで理解を進めてくれば，賢明な読者であれば気がつかれているはずである．そう，そもそも

図14　SRP後歯周抗菌療法
　SRPのレベルが高ければ高いほど歯周抗菌療法は効果が見込まれる．ということは……

SRPで有効に歯周病菌が減らないと，歯周抗菌療法はうまくいかないのである．別な見方をすると，SRPがうまくいかないからといって，歯周抗菌療法に移行しても効果があまり期待できないのである（図14）．これは，どんなときに歯周抗菌療法をすれば良いのかという適応症選択の大きな悩みとなるはずだ．

③そもそも歯周病菌が確定しておらず，細菌検査結果の意義が不明

　歯周ポケット内の細菌はすべて調べつくされているように思っているあなた．ブ～～～ッ！　PCR検査などを使うとほんの少しの細菌DNAでも増やすことができるので，細かく調べられているように思いがちだが，歯周ポケット内の細菌でちゃんと培養して実験できるものはまだまだ限られている．培養できない細菌や名前すらついてない細菌がウヨウヨいる．生きているのはわかるんだけど，いざ培養しようと思うと培養できない細菌がいっぱいいっぱいいるのである．このような細菌のことをVBNC（Viable But Non-Culturable）細菌という．そもそも，歯肉溝内の常在菌とはどんな細菌なのか，ということすらよくわかっていないので，2008年にはアメリカのNIHがHuman Microbiome projectを立ち上げ，口腔や鼻腔（肺），皮膚，消化管，膣の5つの領域の常在菌を網羅的に調べ出した．常在菌ですらそんな状況なんだから，歯周病菌にいたってはわからないことだらけなのである．すでに"歯周病菌はレッドコンプレックスに決定！"のようにおっしゃる方もおられるが，私はまだまだ

時期尚早だと思っている．となると，歯周抗菌療法でターゲットが決まらないことになってしまう．

仮に，ターゲットが決まっているとしても，細菌検査についても疑義が残っている．同じ歯周ポケットに2本のペーパーポイントを突っ込み，それを別々のラボに送って検査をしてもらうと，一致率はなんと50%程度である[4, 5]．検査結果が本当に歯周ポケット内の状況を反映しているのかと疑ってしまう数値である．

フッ化物の根面への塗布

当院でメインテナンスプログラムの最後にするのがフッ化物の根面塗布である（図15）．歯周治療をしてメインテナンスに入る患者さんの多くは，根面が露出している．それまでカリエスフリーでこられた患者さんでも，唾液の減少などが引き金になって根面カリエスが発生する可能性はある．そこで，年に4回程度，根面にフッ化物を塗布している．頻度を決めているのは，過去に何人か頻繁なフッ化物塗布で根面が黄色っぽく変色したことがあったからで，エビデンスは全くないのだが，経験上頻度を決めている（カリオロジーの専門家に相談したものの原因不明）．このことも，患者さんには伝えておいたほうがよいだろう．前回はフッ化物を塗ってくれたのに，今回は塗ってくれないということになると，"サービス低下"と思われてしまう．「今回塗ると塗り過ぎになるので，お体のことを考えて今回は塗りません」と一言添えることが信頼関係継続には必要である．

使うフッ化物はゲル状のものがお勧めで，先がロックのできるシリンジに入れて用意しておく（図16）．ロックができないと，シリンジの先が落ちて誤嚥事故につながる可能性がある．また，インプラント患者さんであれば，アバットメントのところはココアバターでしっかりコーティングしておき，フッ化物による酸蝕を防いでおいたほうが良い．ただ，

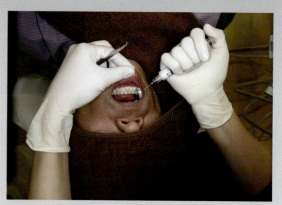

図15　根面へのフッ化物塗布
メインテナンスプログラムの最後は根面へのフッ化物塗布にしている．塗布後の待ち時間は，指導内容の書き込みや口腔内写真の取り込みなどに当てている

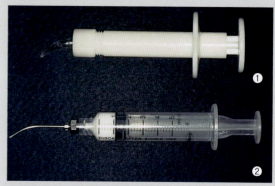

図16　フッ化物塗布用シリンジ
以前はシリコーン印象用のシリンジ（①）を使用していたが，現在は細部に塗布しやすく，ロックのできるシリンジ（②）に変更して使っている

ココアバターの効果がどれくらいなのかという論文に私は出会ったことがないので何ともいえない．

Dr. Hiroが考える メインテナンスのための院内システム

・SRP時の薬液併用に期待するのは付加的効果．重要なのはあくまで機械的清掃（除去）である！

・歯周抗菌療法にあたっては腸内細菌に負荷をかけ，耐性菌の問題が付随することを忘れてはいけない

・歯周病菌の解明は道半ばであり，細菌検査もパーフェクトではない現在，歯周抗菌療法の効果・選択にはまだまだ疑問が残る

参考文献

1) Hoang T, Jorgensen MG, et al. Povidone-iodine as a periodontal pocket disinfectant. *J Periodontal Res*. 2003; **38** (3): 311-317.
2) 石塚紀元, 小林寛伊ほか. 消毒薬. 感染制御学. 小林寛伊編集. へるす出版, 1996; 125-156.
3) Leonhardt A, Bergström C, et al. Microbiological effect of the use of an ultrasonic device and iodine irrigation in patients with severe chronic periodontal disease: a randomized controlled clinical study. *Acta Odontol Scand*. 2007; **65**(1): 52-59, 2007.
4) Mellado JR, Freedman AL, et al. The clinical relevance of microbiologic testing: a comparative analysis of microbiologic samples secured from the same sites and cultured in two independent laboratories. *Int J Periodontics Rest Dent*. 2001; **21**(3) : 232-239.
5) Salkin LM, Freedman AL, et al. The clinical relevance of microbiologic testing. Part 2: a comparative analysis of microbiologic samples secured simultaneously from the same sites and cultured in the same laboratory. *Int J Periodontics Rest Dent*. 2003; **23**(2): 121-127.

COLUMN 3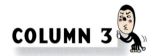

EBM万歳!?

　EBM（Evidence Based Medicine）が全盛である．論文の形式や実験の手法が洗練されて，昔に比べてデータの科学的解釈ができるようになってきている．思えば昔の論文はひどかった．古～～い過去の論文（40～60年くらい前のもの）を読み直すという"Back to the Oldies campaign"というのを数年前に一人で楽しんでみたのだが，それはそれはひどくて，科学とはかけ離れたものがあった．「夏休みの自由研究か！」と一人でツッコミを入れながら笑いながら読んでいた（いや本当）．オペの術式を発表する論文なのに，オペ後の写真しかなくて，あとは手書きのイラスト！（なんじゃそりゃ！）信じられないだろうが，それがそのオペの発表論文としてあちこちで引用されたりしているのだ．

　しかしながら，そんないい加減な論文の積み重ねの先に"今"があるわけである．流行のMeta-analysisだったら古い論文はほぼすべて採用されないだろうが，眉間にしわを寄せて科学的に研究しているその最上流に，笑っちゃうような論文が鎮座しているというのは，私個人的には微笑ましいと思っている．だって，その論文著者は本気だし，真剣だから．本気で真剣だからこそ，途切れることなく今につながってきたのだろう．偉そうにしている最近の論文の"祖先"をおろそかにはできないということだ．

　EBMは全盛であっても全能ではない．Aという治療法とBという治療法で効果の比較をして，Aのほうが有意に効果があったとしても，目の前の患者さんにAを採用することが正しいとは限らない．平均値に差があっても，P値がかなり小さくても，あくまでデータをかき集めて出した"傾向"にすぎない．そもそも，われわれは平均値を目指して治療はしないはずである．少しでも上の結果を出そうとしているわけだから，たとえ平均値では劣るBという方法であっても，上位ランキングに入るような結果を出せばAの方法を凌駕することもある．食べログで「★★★★★ 3.00」の店より「★★★★★ 3.20」の店のほうがあなたの口に合うかどうかわからないし，ミシュランの星が多いほうがあなたをハッピーにしてくれるとは限らないのだ．

　首都圏にM7クラスの直下型地震が5年以内に起こる確率が28%だと，あなたはどういう行動をとるだろうか？　30年以内に起こる確率が70%だとどうだろうか？　このような数値は，われわれに対していつも"つれない"，いや"ほったらかし状態"である．「エビデンスを伴わない治療や議論は空虚である」と言い切る人は，一度肩の力を抜いて，古い論文でも読んで"ほっこり"してみるのはどうだろう？　エビデンスはときどきつまんで利用するくらいが適当で，あまりそれに振り回されるとアカデミックハイをもたらすようないい論文との出会いにも気づかなくなってしまう．ミシュランの星を持ったレストランで口に合わないことが多い私が言うのだから本当だ．

Part 3

患者さんへ情報提供するために

8. 患者さんに情報提供するためのシステム ～画像からの情報～

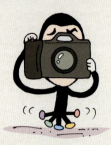

　押尾コータローというアコースティックギターリストがいる．私はたまたま彼がメジャーデビューする前から知っていて，今ではとっても貴重なインディーズ時代のファーストアルバムも持っている．最近コピーしたのも，実は彼の曲である（『風の詩』！）．しかし，私のレパートリーで最も多いのは中川イサトというギターリストの曲．「五つの赤い風船」というグループで有名になった後は，ソロギターリストとして活躍し，今もバリバリ現役選手である（先日，45周年記念ライブをしていた……す，す，すごい…）．実は，押尾コータローは中川イサトの弟子なのだ．大阪で毎年GWに開催される「春一番」というコンサートで，この二人がよくバッティングする．4日間にわたるコンサートのトリはたいてい中川イサトで，その前座を押尾コータローが務めることが多い．ときどき二人は一緒にステージに立って演奏するのだが，それは見ていて微笑ましい光景である．いまや，日本で一番有名なギターリストになった押尾コータローに，「右手の親指の使い方まだまだやな～」なんてダメ出しできるのは中川イサトしかない．

> **Maturity is the ability to live with ambiguity.**　　Sigmund Frued
> **大人になるということはあいまいさを受け入れる能力をもつことである．**　　ジークムント・フロイト

　さまざまな先輩の先生方の指導があったからこそ，今の自分がある．これは特定の先生だけでなく，私を指導してくださったすべての先達が，（昔の）私を（今の）私にしてくださった．また，これまで読んできた数々の論文や本も，今の自分に資すること大であった．そして，日々経験する症例そのものが，先達の言葉や論文のデータとは"全く異なった仕方で"，今の自分を形成してくれた．でもなぜか，私は師をもつことも，自分が師という立場になるということも……苦手である．

　自分が正しいということの理由に，「師がそうおっしゃったから」というロジックを使う弟子がいる．自分よりはるかに上のレベルの師がそうおっしゃるのであるから，それだけで十分正しさが証明されている，というわけである．自分自身でそれが証明できないのは，自分がまだそのレベルまで到達していないためであり，到達されている師がおっしゃるかぎりそれは真なのである．また，自分が知らないときに，「師であればご存じである」という回避術を使う弟子がいる．これも自分の未熟さゆえの無知であり，解は自分にはまだないが，師にはあるのだ．この弟子が師になったときに，その弟子はまたこのロジックを使うのだろう．おそらく，この先送り術は不滅なのだ．

　修行を続ける気持ちを起動するのは，自分の不到達感や，未熟感．この点だけをとって考えると，特定の師に付かなくても，多くの先達や無数の論文は"架空の師"として機能する…と思っている．引っ込み思案の私にはたくさんの"私淑"がいるのである．最近勉強するのは歯科以外の領域ばかり．もしかしたら，未知の関係を夢見て，歯科とは全く違う世界で師をもつかもしれない．Where is my mentor?

口腔内写真というアーカイブ

　患者さんに「写真を撮らせてくださいね」とお願いすると，X線写真と勘違いして，席を立とうとされることがある．まだまだ口腔内写真撮影が一般的になっていない証拠のようである．私が勤務医をしていた20年以上前は，まだデジタルカメラは出回っていなかった．そのため，数日後に35mmスライドにできあがるまでちゃんと写っているかどうかわからなかった．勤務医の私は，"その症例や処置がどうなのか"ということより，"ちゃんと撮影できているかどうか"のほうが関心事であった．なぜなら，ちゃんと撮影できていなければ，朝の症例検討会のときに"怒号が飛び交う"からである．今はデジタルカメラなので，すぐにその場で確認でき，ストレスはずいぶん減っている．しかも，35mmスライドまで作るというのは，費用をかけてでも収集したい"一部のマニア"くらいだったが，デジタルカメラでの撮影であればいくら撮ってもタダなわけだから"一般ピープル"が気軽に撮影できる環境が整ったことになる．

　口腔内写真撮影を通じて，自分の診療室のアーカイブに患者さんの"軌跡"を積み重ねていく．改善を喜び，維持に安堵し，悪化に肩を落とした軌跡が無声映画のように蘇る．プロービング値やBOPといったデータは，一部の数値のみ切り取って見ているだけだが，写真の場合はいきなり全体像が飛び込んでくる．視覚的インパクトは想像以上に大きいものである．1枚の写真に無限の情報があるにもかかわらず，一瞬にしてわれわれの感性に訴えてくる．

　写真による患者さんの軌跡は，ほかの歯周組織検査結果と同じく，レトロスペクティヴ．北海道に向かうトワイライトエクスプレス1号車1番のスウィートルームのように，車窓が"後向き"なのである（図1）．現在を過去に紡いでいくことしかできないわれわれではあるが，レトロスペクティヴな視点の向こう側にプロスペクティヴな視点があると信じ，画像アーカイブへの配架を続けたいものだ．

口腔内写真撮影

　当院でも開業初期はアナログカメラで撮影して，35mmスライドを保管していた．私がチェックするときには，スライド映写機やシャーカステンを使っていたが，患者さんに見ていただくときにはフォトビジョンFV9（富士フィルム）を使ってPCモニタに拡大していた（図2）．自動現像機で現像したデンタルX線写真も同じように映していた（図3）．ちょうど，アナログからデジタルへの移行期だったわけである．撮影は私がすべてしていた．

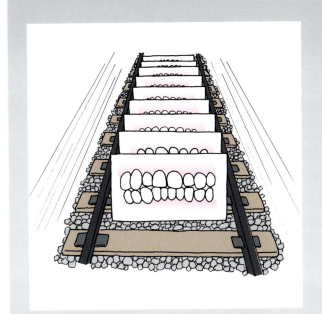

図1　遠ざかる風景
　電車の最後尾の車窓からは遠ざかる風景が続く．「口腔内写真」という風景も後向きに積み重なっていく

現在ではデジタルカメラを使用し，カードリーダー経由でPCに取り込んで，チェア横のモニタでプレゼンテーションをしている．撮影は…すべて担当歯科衛生士である（図4）．これは"プロービングは同じ人がするべきだ"という理由とは異なる．なんと，私のぎっくり腰対策．立ったままちょっと前傾するだけで突然訪れる"歓迎されざる客"がカメラを持つと診療室内をウロウロしだすからである．でもそのおかげで，スタッフみんなが私より撮影がうまくなった．

口腔内の写真撮影法については，それだけを詳しく扱った他書に譲る．当院では全顎の撮影の場合，9枚法を採用している（図5）．9枚も撮影するのは，術者はもちろんのこと，患者さんも大変である．できるだけスキルを上げて，アシスタントの力を借りながら，短時間で撮影できるようにしたい．そして，できるだけ定期的に撮影を行うよう心掛けたいものである．DHカルテには，必ず口腔内写真の撮影日を記載し，次はいつ頃撮影することになるのか心得ておく（図6）．次回のメインテナンスで撮影するときには，今回のうちにそれをお伝えしておくのも患者さんフレンドリーな対応だ．初回撮影時にも定期的に撮影をすることの許可を取っておきたい．これをこちらの"思いつき"や"思い出し"で撮影すると，患者さんは嫌とはおっしゃらないだろうが…，嫌なものである（私だったら嫌）．初回の説明や，撮影予定の前のアポイントでの説明は，「もうそんなに時間が経ったの？」くらいの気持ちで快く許してもらえるものである．きっと．

写真で得る情報 ～歯肉編～

歯肉の外見上の情報は，たくさんの言葉で表現するより1枚の写真のほうが多くを語ってくれる．また，以前の写真との比較もありがたい情報である．われわれが何らかの発見（いいこと，悪いこと含め

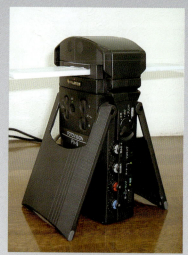

図2 フォトビジョンFV9
CCDカメラで35mmフィルムを撮影し，PCモニタに映すシステムである．アナログとデジタルの架け橋をしてくれた

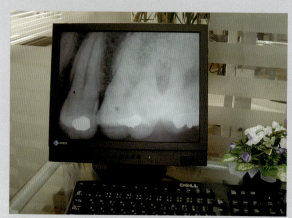

図3 X線写真のプレゼンテーション
図2のフォトビジョンを使うとX線写真も同じようにPCモニタに映すことができる

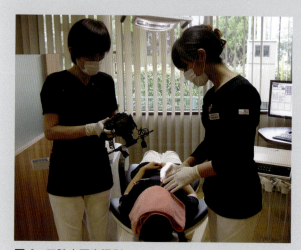

図4 口腔内写真撮影
二人一組で要領よく短時間で撮影することが求められる

8. 患者さんに情報提供するためのシステム ～画像からの情報～

て）をするときも，患者さんとそれを共有するときにも役に立つ．

当院では，7章（p.78参照）で解説したフッ化物の根面塗布には4，5分という待ち時間がある．この時間を使って，担当歯科衛生士は撮影した口腔内写真をPCに取り込んでいる．患者さんの根面からフッ化物を拭き取ってチェアを起こしたときには，目の前のモニタに先ほど撮影した口腔内写真がきれいにレイアウトされて提示されていることになる（図5）．変化のあったところや，心配なところ，セルフケアで気をつけてもらいたいところなどは，その部位を拡大して見てもらってもいいし，以前の写真と比較しながら説明をしてもよい．

歯肉退縮に関しては，歯周組織検査のときに測定している．しかしながら，微妙な変化については数値で表現しにくいのが実情である．プロービング値と違って，歯肉退縮量はとことん細かい測定も可能といえば可能なのだが，現実的ではない．そこで気になるようなときには，定期的な撮影以外の日でも，その部位だけ撮影することもある（図7）．それを拡大して患者さんに見てもらい，歯肉のブラッシング時痛や知覚過敏の原因として説明することもあれば，オーバーブラッシングを修正してもらうための説明に使うこともある．希望される患者さんには，その写真をプリントアウトしてお渡しすることもできる．

写真で得る情報 ～歯牙編～

硬組織の変化も気をつけたいところだ．さまざまな変化があるが，ここでは私が最近気になるようなことを中心に話をしてみたい．

① 酸蝕症

私の診る目が変わっただけなのかもしれないが，昔に比べて増えてきているように感じている．これ

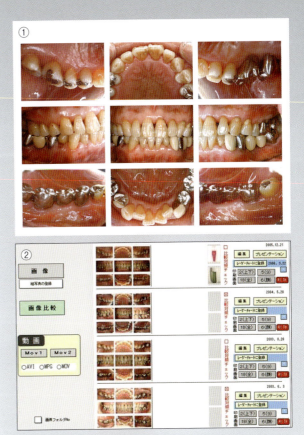

図5　9枚法による撮影
撮影が苦痛な患者さんなどを除いて，9枚法による口腔内写真撮影を行って，図5-①のようにPCモニタ上でレイアウトしている．図5-②は過去の撮影記録の一覧表示

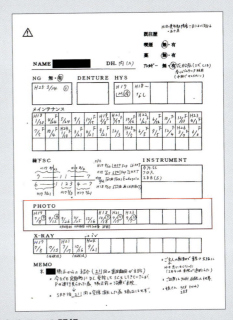

図6　DHカルテへの記録
DHカルテには口腔内写真撮影をした日にちを記録しておき，撮り忘れの防止をしている

は，「健康志向」と関係があると私はにらんでいる．
酸蝕を引き起こす酸は，胃酸のように体の中から出
てくる内因性のものと，酸性飲食物のように外から
口の中に入る外因性のものがある．胃食道逆流症は
テレビコマーシャルでも扱われるようになってお
り，一般的には逆流性食道炎という病名で表現され
ることが多い．胃酸が食道を越えて，口腔内まで上
がってくると，胃酸によって酸蝕を起こすことがあ
る．歯科医院でその病気を発見するということは少
ないかもしれないが，患者さんがその治療を受けて
おられるようであればときどき胸やけの状況や口腔
内に胃酸が上がってくることがないか尋ねるように
はしたい．私は以前，酸蝕とそれに伴う多発性カリ
エスの原因が拒食症にあるという患者さんに出会っ
たことがある（図8）．自分で食後に嘔吐していた
のである．

　ここからは外因性酸蝕症にターゲットを絞りた
い．私が強烈なインパクトをもって酸蝕症の恐ろし
さを経験したのが，強酸性水による洗口であった．
セルフケアグッズをたくさん使いながら，毎日長時
間をかけてケアをされていた男性患者さんがおられ
た．歯周病が進行していることをよく認識されてい
るので，余計にケアに力が入るようであった．ある
とき上顎前歯にエアブローをかけると，エナメル質
表面が脱灰していることに気づいた．レジン充填の
ときのエッチング後のような状況なのである（図
9）．臼歯部を見てみると，露出根面を中心に脱灰
が進んでいる．幸い，どこも知覚過敏のような症状
は出ていなかったのだが，患者さんに伺うと，強酸
性水による洗口を始めたとのことだった．この患者
さんの場合，オーバーブラッシングの後に強酸性水
を口に入れるため酸蝕も強く出やすいようだった．
「口の中のバイ菌を減らすには良い方法なのだが，
歯が溶けてきているのでお勧めできない」と説明し
帰っていただいた．その次にお見えになったとき，
その患者さんはなんと，強酸性水の販売員になって
いた．そして，分厚いパンフレットを差し出し，「先

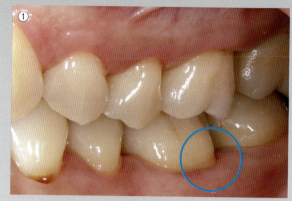
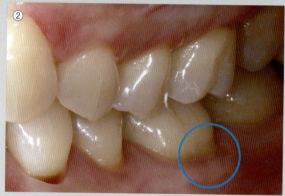

図7　歯肉退縮の進行
　歯肉退縮量を測定していても微妙な変化には対応でき
ない．そのような場合，過去の口腔内写真との比較が役に
立つ．図7-①の前回撮影時と比べて，図7-②では6 の
遠心頬側の歯肉がほんの少し退縮していることがわかる

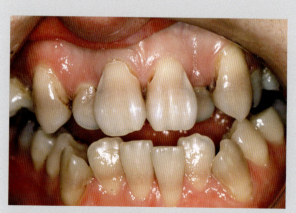

図8　拒食症に伴う酸蝕症
　自ら嘔吐することで胃酸による酸蝕を起こしている．
またそれを引き金に齲蝕が多発している

8. 患者さんに情報提供するためのシステム ～画像からの情報～

生もどうですか？」と誘われてしまった．パンフレットを見ると，使われている強酸性水のpHは2.0に調整されていた．

さて，このように強酸性水で洗口をするとどのような所見になるのか，われわれは知っておく必要がある．口腔内を直接見たときや，口腔内写真をチェックしたときに"嫌な予感"がする感性も必要だ．前歯部では，脱灰により歯面がすりガラス状になることがある．隅角がなめられて形態が丸みを帯びてくることもある．臼歯部では，エナメル質より象牙質やセメント質のほうが脱灰が進みやすいので，それに伴う所見が顕著である．たとえば，露出根面の脱灰が進んでそこの凹みが強くなっていたり，咬合面では咬耗で露出した象牙質のところだけ凹む．インレーなどが入っているとインレーだけ取り残されて他の歯面が溶けていくので，インレーが突き出たような状態になる（図10）．案外，知覚過敏の症状は訴えられないように思うが，このような臼歯では「ものが詰まる」とおっしゃることが多い．通常われわれは「ものが詰まる」と言われると，隣接面に詰まると勝手に判断しがちであるが，なんとこのような場合は咬合面に詰まるのである．突き出たインレーの周りや凹んだ象牙質のところがそのスポットである．また別の症状として「舌で引っかかる」とおっしゃることもある．これも通常はどこかの歯が欠けたのか，カリエスができたのかと勝手に想像するが，実際は突き出たインレーに舌が引っかかっていたりする．そのため，「ものが詰まる」とか，「舌が引っかかる」という訴えを聞いたときには，酸蝕症も頭の中でリストアップするようにしたいものである．また，酸で洗口すると歯肉の外見上の炎症はかなり改善してしまうというのも，私たちにとっては"困った"ことだ（図11）．

酸蝕症は，何も強酸性水による洗口だけで起こるわけではない．クエン酸を毎日ペットボトルで2L飲んでおられた患者さんは，クエン酸が直撃する上顎前歯部が溶けてしまった（図12）．生野菜に米

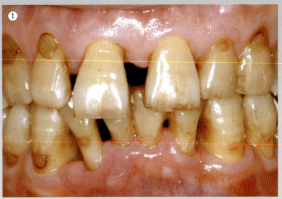
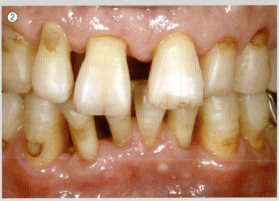

図9 強酸性水による洗口（前歯部）
初診時はエナメル質に艶があったが（図9-①），強酸性水による洗口を始めることで表面がエッチングされている（図9-②）

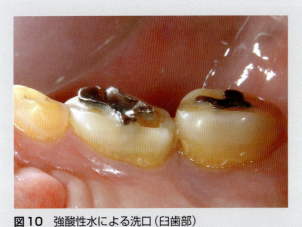

図10 強酸性水による洗口（臼歯部）
咬耗により露出していた象牙質が集中的に脱灰することで，咬合面に凹みができている．歯面が溶けてもインレーは溶けないためにインレーが突出し，舌感不良や食片圧入を起こしやすくなる

酢をたっぷりつけて食べるのがマイブームの料理人さんは，上顎口蓋側のエナメル質が傷だらけ（図13）．気の毒だったのは，シェーグレン症候群で苦労されていた女性患者さんが，強酸性水による洗口をされたときだった．ただでさえ唾液による洗い流しや緩衝作用の期待できない患者さんが，強い酸で洗口したために，一気に実質欠損まで進んでしまったのである（図14）．こういった患者さんたちに共通することは，健康志向がとても強く，"身体に良いと思って"酸を口の中に入れているということだ．私が"健康オタクリスク"と名づけるこのような状況は，メインテナンスの途中で知らない間に進行しているかもしれない．メインテナンス患者さんは特に健康志向が強いからだ．なので，ときどき患者さんに尋ねてみよう．「何か身体に良いことしてますか～？」患者さんは笑顔ですべてを教えてくれるはずだ．だって，良いことをしてるんだから．

②ブラキシズム

これも近年増えているような気がしてならない．充填物や補綴物の脱離で来院される患者さんが，昔より多いように思う．セメントの接着力は上がっているにもかかわらず．しかも，夫婦でブラキサーというケースが多いように感じているので，マクリントック・エフェクト[*1]やミラーニューロン[*2]の活動のようなことが就寝中に同期して起こっているのかもしれない（疫学的にも生物学的にも興味津々）．

視診，X線写真，口腔内写真で，ブラキシズムの徴候はだいたいわかるはずだ（図15）．咬合面の咬耗やシャイニングスポット，舌側縁の歯型，頬粘膜のスジなどは典型例．歯のチッピングや充填物の脱離，知覚過敏もブラキシズムがきっかけになっているかもしれない．口腔内写真やX線写真をお見せしながらブラキシズムの可能性について説明することも多いが，なかなか認めていただけないことが多い．そのような患者さんはそもそも頑張り屋さん

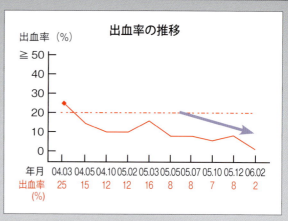

図11　強酸性水による洗口（BOP）
　深い歯周ポケットがあるにもかかわらず，強酸性水の洗口によりBOP率が低くなることがある．唾液中の細菌が減少していることが原因と考えられる

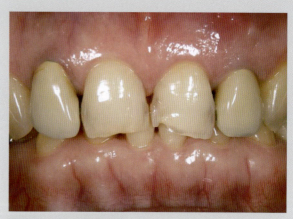

図12　クエン酸の常飲
　健康のためにクエン酸を溶かした2Lの水を毎日飲んでいた．ペットボトルで飲んでいたため，最初にあたる上顎前歯部唇側が集中的に酸蝕を起こしてしまった

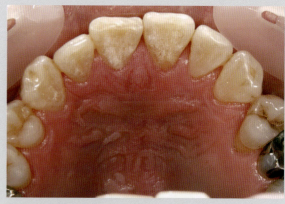

図13　米酢の多用
　毎日生野菜に大量の米酢をつけて食べていたところ，上顎前歯部の口蓋側が傷だらけになった

であったり，頑固だったりするからかもしれない．私は超頑固なので気持ちがわかる（ガンコ，ガンカー，ガンケストの最上級に属するらしい，私は）．

このような場合は，状況証拠をいくらたくさん並べても無駄である．「〜〜というような症状が出ればブラキシズムの可能性がありますので，教えてくださいね」と言っておくと，患者さんが"自分"に目を向けるきっかけになることもある．あるいは，「似たような状況の患者さんで歯が割れてしまって大変でした」というふうに，"あなた"という言葉のタグをわざと外すと，話がすっと患者さんに届くこともある．また「他の患者さんで，〜〜というような症状が出て苦労された方がおられたので心配しています」というように"私が気にしている"ということを前面に話をもっていってもよい．手を替え品を替え苦労した末，諦めかけたときに患者さんがナイトガードを作りたいとおっしゃったことがあった．理由を尋ねると，「ナイトガードで調子がよくなったと友人が言ってたから」．私の苦労はいったい何だったんだ……．

---

*1 マクリントック・エフェクト：女性同士が一緒に生活をしていると，月経周期が同調するようになることを示したもの．一種の化学物質を送りあうことで起きていると考えられている

*2 ミラーニューロン：自ら動作するときと他人が動作するときの両方で，同じような反応をする神経細胞のこと

 ③ コンビネーションケース

ブラキシズムや酸蝕症，オーバーブラッシングなどは重なっていることも多々ある（図16）．飲食では身体に良い酸っぱいものを取り入れ，歯磨きは頑張り過ぎ，寝ているときはもっと頑張っている……．このような患者さんに口腔乾燥などの症状が襲うと，想像するだけでぞっとするのである．

われわれは口の中が悪い患者さんを治すよう教育されているので，健康志向が強くて，見た目にプラークもない，炎症も認められない患者さんには寛容になってしまう傾向がある．しかしながら，そのよう

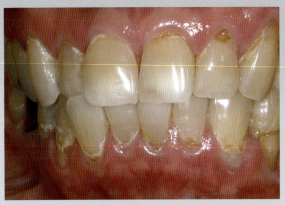

図14　シェーグレン症候群
シェーグレン症候群の患者さんが強酸性水による洗口をしたために，根面を中心に一気に酸蝕と齲蝕が進んだ

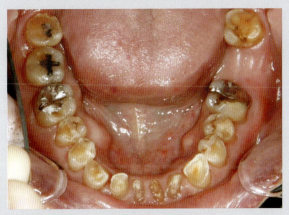

図15　ブラキサーが強く疑われる症例
咬耗が進み，歯が破折し，充填物がしょっちゅう脱離し，上顎のブリッジが脱離したりポンティック部で破折するのだが，ご本人はいまだにブラキシズムを認められていない

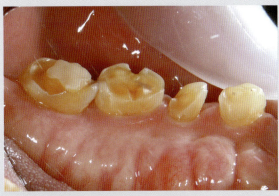

図16　酸蝕症とブラキシズムの合併
酸蝕で歯が溶け，ブラキシズムで歯が削れるために，急速に歯質の喪失が進んでいる

な患者さんにはオーバーブラッシングによる非炎症性歯肉退縮リスクや酸蝕リスク，ブラキシズムリスク，歯根破折リスクなどが潜んでいる．世間一般で身体に良いことが，口腔内にも好影響をもたらすとは限らないので，やはり健康志向の強い患者さんのマイブームには気をつけたほうがよい．できるだけ水を差さないように配慮しながら，軌道修正していくようにしたいものだ．

ペンスコープの活用

　口腔内写真の話に戻すと，撮影にはカメラだけでなく，ミラーや開口器，そしてアシスタントと準備が必要なので，「さあ，撮るぞ」という覚悟が多少必要である．それに比べて，チェアに装備されたペンスコープは，簡単に撮影可能なので気軽に説明にも使える（図17）．当院でもすべてのチェアに装備しているが，実際はそんなに使用頻度は高くない．鏡を見てもらうほうがリアリティがあり，見やすい場合は鏡を手に取って見ていただいている．ただ，臼歯部や舌側のように鏡で見えないようなところには大変便利なツールである．撮影した画像はX線写真のソフトに自動的に取り込まれるので，治療後に比較することもたやすい（削除しないかぎりPCに保存されている）．

　ペンスコープ本体に撮影のためのシャッターがついているものと，フットスイッチが用意されてるものがある．当院で使っているのは両方のシャッターがあるが，使うのはもっぱらフットスイッチである．本体についているシャッターの場合，シャッターを切った瞬間にその力で位置がぶれてしまう．これは，私が下手なだけかもしれない．

＊

　データの保存やプレゼンのことを考えると，画像はデジタルに軍配が上がるだろう．患者さんに渡す資料としてはプリントアウトしたものが現時点では妥当と考えている．画像はインパクトが強く，いきなり感性に切迫してくる．気づき，理解，モチベーションUPの一助を担う可能性もあり，コストと時間を秤にかけながら積極的に取り入れたい．

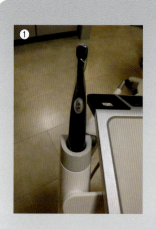

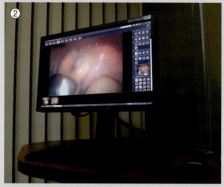

図17　ペンスコープ
　チェアサイドのペンスコープ（図17-①）は気軽に口腔内の画像を見てもらえる便利なツールである．フットスイッチで撮影しPCに取り込んだ画像はすぐに患者さんにプレゼンできる（図17-②）

Dr.Hiroが考える
メインテナンスのための院内システム

・口腔内の情報は，言葉や数値で語るより"1枚の口腔内写真"が多くの情報をもたらしてくれる！

・近年では"健康志向の高い患者さん"にも要注意！齲蝕や歯周病以外の，酸蝕症・ブラキシズム・オーバーブラッシング等の徴候にも気づく眼が必要である

COLUMN 4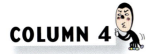

"経験"リターン！

　"EBM"にどっぷりと浸かっている人は"経験"を過小評価する傾向がある．かつて，私も頭の先まで浸かっていたので偉そうなことは言えないが，そういう人は（私も含め）自分の判断の客観性を過大評価する傾向も備え持っていることがあるので要注意だ．「私の経験では……」という意見より，「最近出た Systematic review では……」という意見のほうがみんな注目してくれるし，科学的な正しい意見を言っているような気がする．本当にそうだろうか？

　"EBM"では，見たこともない症例を，知らない術者が，レベルの確認できないテクニックを使って処置をしているのに対して，"経験"では，目の前の良く知っている患者さんを，自分が，レベルを熟知しているテクニックを使って処置をしている．集まるデータは EBM では"公的データベース"で，経験では"私的データベース"になる．さて，「経験が EBM より劣る」というエビデンスはどこにあるのだろう？　目の前の患者さんを治療するにあたって過去の自分の経験を参考にすることが，他の国で目の青い（とは限らないが……）人が行った処置を参考にすることより劣ると言い切れるのだろうか？

　私が思うに，公的データベースと私的データベースの最大の違いは「顔」の有無である．つまり，公的データベースにおける各データには「顔」がないが，私的データベースには自分の担当患者さんという「顔」がはっきりと浮き上がってくるのだ．われわれは，雑誌や講演会などで口腔内写真や検査データを見たとき，いつも客観的に眺めている．「ふう〜〜ん」という感じだ．それに対して，口を開けた患者さんを目の前にすると「よっしゃ，頑張ろ！」という気持ちになる．この違いは大きい．「顔」のある症例に対してわれわれは"正義感"が発動するのである．その正義感をもって対峙してきた自分の過去の経験を過小評価するのは，身を委ねてくださった患者さんに対して失礼ということになる．もちろん，過去の経験は良い経験ばかりとは限らない．自分の不甲斐なさゆえに，うまくいかなかったこともあるだろうし，思わぬ方向からしっぺ返しをもらうようなこともある．それらもすべて含めての経験である．自分のすべてを投入してきた経験だからこそ，"患者さんが得をする治療"，"患者さんが損をしない治療"を心掛けるときの礎になる．

　全国の EBMer たち！　ぼちぼち自分の経験を見直してあげてはいかがだろう？　結構頑張ってるから．

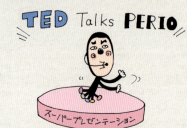

9. 患者さんに情報提供するためのシステム 〜各種媒体〜

　病気は"モノ"ではなく，"コト"である．なぜなら，「医者が病気と健康の間にボーダーラインを設定し，それを越えたら病気ということにしましょう」と決めるから．高血圧や糖尿病などはその典型だ．ならば，癌はモノではないかと反論されるかもしれない．でも，癌細胞も本来自分の身体の一部であり，それが暴走して宿主を短命に追い込んでしまうというだけである．ということは，見方を変えればモノというより生物学的な現象，つまり，コトというわけだ．感染症ではどうだろう．たしかに，細菌やウイルスという自分以外の微生物が引き起こしている．でも，それらで引き起こされるわれわれの身体の反応自体はやはりコトである．もちろん細菌やウイルスはモノだが……．

　「むし歯菌」や「歯周病菌」はモノだが，やはり「齲蝕」や「歯周病」はコトである．では歯科治療はどうかというと……モノとコトが混在している．齲蝕治療では，脱灰と再石灰化の間で揺れ動く"動的状態"をシフトするような予防処置は"コト"になるだろうが，いったん齲窩になったところを削って治療をする場合は"モノ"の側面が

> **医療行為とは患者さん個人の価値観との交換行為である．**
> 岩田健太郎

強くなる．何らかの原因で補綴物を装着するような置換医療は，かぎりなく"モノ"に近くなる．では，歯周治療はどうかというと，かぎりなく"コト"に近いと思う．これが困難さとおもしろさをもたらしている原因ではないだろうか．

　"コトの医療"には駆け引きや浮き沈みがある．解は一つではなく，同じことをしても，あるいは同じ結果になったとしても，われわれと患者さんとの関係のなかで，OKのこともあればNGのこともある．根尖まで支持骨がないⅢ度の動揺歯があったとしよう．そのままでは隣在歯も心配だし，そもそも食事でその歯を使っていないはずだ．患者さんにその旨説明をして，抜歯を快く（しぶしぶ？）受け入れてもらえる場合もあるが，それをやんわり断られたり，引き延ばされることもある．本人が嫌がっているのに抜歯をしようとすれば当然，その患者さんはもうお見えにならなくなる．抜歯が適応とわれわれが考えるような状況でも，患者さんによってはそれがOKのこともあればNGのこともあるのだ．たとえHopelessと思われる歯であっても，たとえそれを使って食事ができなくても，ときどき周りの歯肉が腫れて歯が浮いてこようとも，定期健診をしながら抜歯を回避していくことがその患者さんにとっては正解のことがある．定期健診に来られているという"事実"が正解なのである．患者さんといろんな駆け引きや阿吽の呼吸をとりながら，最終的に患者さんが抜歯の決断をされたときには，たいてい「長い間歯をもたせてくれてありがとう」という言葉をかけてくださる．そこですかさず，「それは○○さんの努力のおかげです．これからも一緒に残りの歯を長生きさせましょうね」と言葉を返す．

　"コトの医療"を"イイコトの医療"にしたいものだ．

ホームページやブログをもっていない山本歯科

　私を良く知る人なら，当院にホームページがないということはなんとなく理解できるはずだ．なにせ，私は携帯電話すら持たない"絶滅危惧種"だからだ．電話が嫌いなんだから持っていてもしょうがない．邪魔なだけである．そのため，講演などで連絡を取らなければならない担当者はたいてい……焦る．「まあ，何かあれば私から連絡します」とは言っているが，いまだに"何かあった"ためしはない．

　当院の近くに山本歯科という同名の歯科医院がある．そちらはホームページを開設されているのだが，当院のホームページと勘違いされる初診患者さんがときどきおられる．知り合いに教えてもらった電話番号で当院の予約を取られたにもかかわらず，もう一軒の山本歯科のホームページに載っている地図を頼りに来院されるので，こちらではいくら待ってもお見えにならず，連絡が取れたときには"向こうの"山本歯科で治療を受けられた後だったりする．

　患者さんが歯科医院を探されるときや，来院前に情報を得られるときにはホームページが役に立つのは確かである．その医院ではどのような治療をし，院長はどんな人で，休診日や診療時間はいつになるのかということは，誰でも事前に知っておきたいというのは理解できる．ただ，そういう来院の"きっかけ"としてはいいのだが，いったん来院を始めると効力が急低下するのも確かである．効力を維持しようと思えば，常に情報を更新する必要が出てくるが，更新を続けることは私にとってストレス以外の何ものでもない．「ストレスを最小化する」という私の主義からすればNGである．

　ということで，当院ではいまだにホームページをもっていないし，もつ予定もない．それでもたま〜に「ホームページを見て来ました」とおっしゃる患者さんがおられる．きっと私にはゴーストライターがいるに違いない（図1）．

待合室におけるプレゼンテーション

　ネットでの情報提供はしていないが，院内では情報提供に努めている．もっとも，力と手間がかかっているのは待合室でのプレゼンテーションである．待合室の壁にはテレビモニタが備え付けられているのだが（図2），それは診療室内にあるPCと

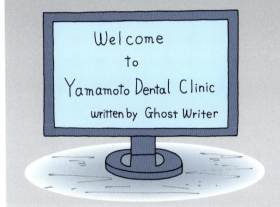

図1　マイゴーストライター？
ゴーストライターを雇う費用があれば院内システムに投入したい……ですよね

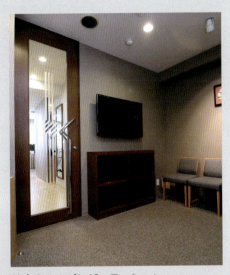

図2　待合室でのプレゼンテーション
待合室のテレビモニタはPCと接続されていて，通常はパワーポイントを使った情報提供をしている

HDMIケーブルでつながっていて，PCからは常にパワーポイント（PowerPoint，PPT）というソフトで作成したスライドが延々と流れている（図3）. 音声は流していない．

　このプレゼンがなかなか患者さんには好評で，それが診療室内での会話のネタになることがよくある．実はこのプレゼン，歯科衛生士がすべて作成したものである．私は文句だけ言って，作っていない．以前は私が作成していたのだが，私よりずっと感性の鋭い歯科衛生士にすべて任せてみたのである（実際，私のスライドより女性的なソフトなプレゼンでみんな素敵である！）．各自で担当を決めていろんなジャンルの話題についてまとめてもらった．

　スライドショーとして流している内容は，2016年9月時点で以下のとおり．

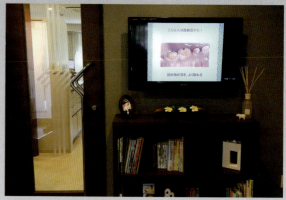

図3　パワーポイントを使ったスライドショー
スライドは当院歯科衛生士による自作で，内容は多岐にわたる

- スタッフ紹介
- 山本歯科の案内
- 当院の器材
- 歯周病
- 口臭
- ドライマウス
- 歯の破折
- ブラキシズム
- 酸蝕症
- PMTC
- ホームケアグッズ
- インプラント
- むし歯

＊これらがヘビーローテーションしている

　"スタッフ紹介"は毎年，その年の抱負なども更新して写真入りで自己紹介をしている（図4）. 白衣以外のわれわれを見ることは少ないので，会話の話題になることが多い．特に，子どもをもつスタッフ（6人中3人！）は，子どもと一緒にいる写真を使うこともあるので，患者さんは自分の子どもや孫を引き合いに出しながら話が盛り上がっている．

　PPTを触ったこともないスタッフから，十分使いこなして講演で使っているようなスタッフもいて，個人差も多少あるのだが，それぞれ助け合いながら素晴らしいスライドを作っている．ただし，そこに至るまでには「すっごい，いいね〜．後はここを改善すればいいね」というやんわりとした院長

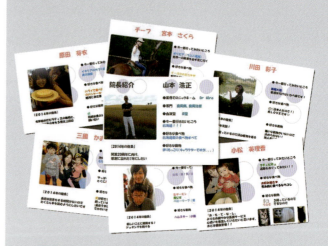

図4　スタッフ紹介
プライベート写真を貼り付けながら各自が自己紹介している．毎年更新し，患者さんとの話題提供にも一役買っている

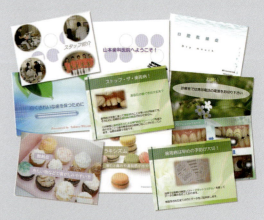

図5　個性豊かなプレゼンテーション
当院歯科衛生士が各自で考えたプレゼンテーションは個性豊かな出来上がりなので，スライドショーにメリハリが出る

9. 患者さんに情報提供するためのシステム 〜各種媒体〜

の"ダメ出し"に何度も耐えなければならないという隠れた苦労もあるのだ．スライド作成には，プレゼンとしての作法からはみ出すような掟破りは却下したが，背景や文字フォントの形式，文字フォントの大きさ，アニメーションなどは基本的に各自に任せた．そのおかげでみんなの個性溢れるプレゼンになって，私としては大満足である（図5）．これを統一してしまうと，インパクトやメリハリのないプレゼンになってしまい，患者さんに届きにくくなってしまう．もちろん，各テーマの担当者は名前を入れて「文責」を担うことになる．みんなよく頑張った！ そういえば患者さんがX線写真の専門家で，照射量などで間違いを指摘されて大慌てで修正するというようなありがたい事件もあったが，まあご愛嬌ということで．

この待合室プレゼン用のPCは余力があるので，歯周組織検査データのバックアップ用にも使っている（図6）．一日に一度，診療終了時にデータを保存するのはそんなに手間にはなっていないようだ．また患者さんの子どもが待合室に取り残されたときは，テレビモニタでアニメのDVDを流している．もちろんこのときは音声付きで．DVDプレーヤーをHDMIケーブルでつないでいる．たまに待合室で響き渡るアニメの音声も微笑ましい（図7）．

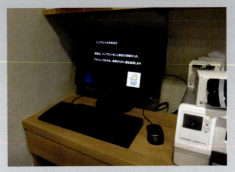

図6　待合室プレゼン用PC
スライドショーだけにPCを使っているのはMOTTAINAIので，歯周組織検査データのバックアップ用にハードディスクを使っている

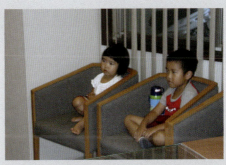

図7　母親待ちキッズ
母親が治療を受けている間，待合室ではテレビモニタとHDMI接続したDVDプレーヤーからアニメを流している

紙媒体による情報提供

① 検査結果の情報提供

本書で詳述してきた歯周組織検査の結果は，必ず患者さんに印刷して，その日のうちにお渡ししている．初回検査時は，まずは理解していただくことから始めるため，A4の用紙で片面印刷にして3枚一組でお渡ししている（図8）．つまり，大きくて見やすい用紙にしている．メインテナンスに入ると，枚数を少なくするためにB4用紙に両面印刷して1

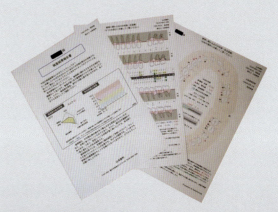

図8　初回検査時資料
初めて歯周組織検査をしたときには，A4用紙に大きく印刷した資料を3枚お渡ししている

枚をお渡ししている（図9）．このB4用紙は，真ん中で折りたたむので小さくなる．患者さんによってはきれいにファイリングされている方もおられるので，できるだけコンパクトなほうがありがたいという意見を聞いたからである．

カラー印刷してお渡ししているが，プリンタと接続しているのは入力機だけでなく，チェアサイドのPCとも有線LANでつながっているので，どこからでも入力，印刷が可能である．入力機がふさがっているようなときには便利である．

患者さんへの説明はこのプリントアウトを見てもらいながらすることもあれば，チェアサイドのモニタで説明することもある（図10）．またモニタでは以前のデータを，プリントアウトでは今回のデータをお見せし，その変化について説明することもある．モニタ上でも比較はできるが，2回分のデータを一つのモニタに映すと，表示が小さくなってしまって見にくいからである．

初回検査では，時間を多めにとって説明をするが，それでも急にたくさんのことを説明されても患者さんは理解するのが大変である．そのため，データだけでなく，そのデータの見方をまとめたパンフレットも用意し，帰りにお渡しするようにしている（図11）．これは初回検査のときだけである．このような初回検査時の情報提供は"ツカミ"なので，ここで患者さんにアピールすることが大事である．他院を転々としてお見えになった患者さんには"良くなるという希望"を，自分が悪いということを知らない患者さんには"気づき"と"良くなりたいという欲求"をもってもらいたいものである．この後に担当歯科衛生士との信頼関係の熟成があると，再評価が"喜びの場"となるのである．

② 転院時や指導内容変更時の情報提供

転居によって，転院される患者さんもおられる（トラブル転院はスルーします）．長期にわたるメイン

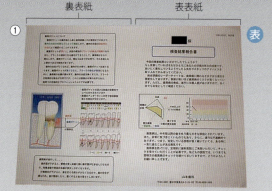
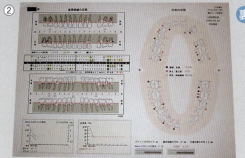

図9　メインテナンス時資料
メインテナンスではB4用紙に両面印刷し，真ん中で折ってコンパクトにしている．**図9-①**右が表表紙，左が裏表紙で，**図9-②**は検査内容の詳細である

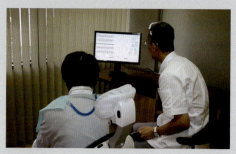

図10　PCモニタによる説明
PCモニタに映したデータで説明することもある．またPCモニタ上には過去の歯周組織検査データや口腔内写真，X線写真なども自由に引き出せるので，現在との比較をすることができる

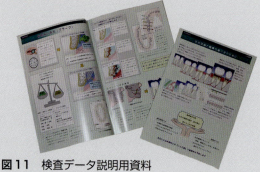

図11　検査データ説明用資料
検査データを自宅で見てもらうときの助けとなるように，そのデータの意味や見方を解説したパンフレットを初回検査時にお渡ししている

9. 患者さんに情報提供するためのシステム 〜各種媒体〜

テナンスを受けて来られている患者さんの場合，蓄積されたデータは莫大なので，これを次の医院に引き継いでいただきたい．同じ検査ソフトを導入されている医院に紹介できれば，デジタルデータをそのまま送れるが，そうでない場合は，今までのデータを簡略化したものをプリントアウトしてお渡しするようにしている（図12）．1枚のA4用紙に4回分のデータが印刷できるので，3カ月に一度のペースで来られていた患者さんであれば1年分が1枚ということになる．10年以上来ていただいていた患者さんになると相当な厚みの資料になる．これは患者さんの今までの経過を新しい担当医に知ってもらいたいという気持ちと，「よろしく頼みます」という無言のプレッシャーを兼ねている．

検査データのプリントアウトだけでなく，歯間清掃器具の変更などがあったときには適宜，プリントアウトして資料をお渡ししている．またTooth Paste Techniqueなどを指導した場合や，知覚過敏，歯ぎしりなどの説明をした後は，自作の資料をお渡しするようにしている（図13）．説明内容が多い場合は，プリントアウトをお渡ししないと"伝わったとしても残らない"ことが多いので用意をしておいたほうが良いだろう．市販のリーフレットなども入手できるものもあり，そちらのほうがずっときれいでお洒落なのだが，自分の伝えたいことが網羅されているわけではないので，自作している．ちなみに誰が自作するかというと……歯科衛生士である．私はチェックするだけ．私は幸せ者です！

その他の情報提供

チェアサイドのPCモニタでは，患者さんのデータだけでなく，検査ソフトによってさまざまな説明用イラストなども呈示できる（図14）．歯周病に関連したものや，齲蝕に関連したもの，顎関節症に関連したものなど豊富に用意されているので，適宜

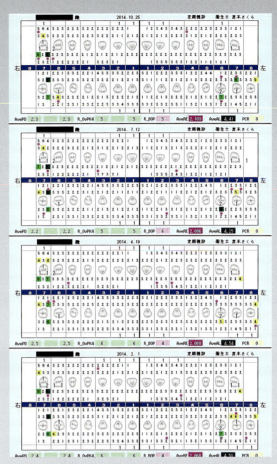

図12 転院先への持参データ
転院される場合は，今までのデータをコンパクトにまとめた資料をお渡しし，次の担当医に情報とプレッシャーを伝えるようにしている

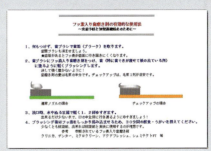

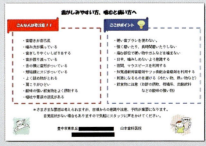

図13 患者さんにお渡しする手作り資料
歯科衛生士手作りの資料を説明と合わせてお渡ししている

モニタに表示して説明に使っている．もちろん印刷して患者さんにお渡しすることもできる．

待合室ではテレビモニタによるスライドショーに加え，印刷物をクリアファイルに綴じて本棚に置いている（図15）．テレビモニタで流しているスライドショーは多岐にわたっているため，自分の知りたいような情報にうまくめぐり合えるとは限らない．患者さんはずっと待合室におられるわけではないので，ピンポイントで知りたい情報はこのクリアファイルを見てもらったほうが早い．スライドをプリントアウトしたものもあれば，手書きでアナログ感満載のものもある．また販売している商品の説明をまとめたものもあり，患者さんは自分の見たいものを自分のペースで選んで見ていただける（図16）．本や雑誌なども置いてはいるが，それらは最小限にしている．当然私の書いた本は……置いていない（自分の書いた本を置いている人のデリカシーは理解できません！）．子ども用のしゃべる絵本は，誰もいない昼休みにもしゃべっていることはある．

立体的に理解を深めてもらうためには画面で説明するよりも，顎模型などを使うほうが伝わることもある．また，紙に手書きでイラストなどを描きながら説明するとわかりやすい場合もある（私，イラスト得意です！）．CTをわざわざ使わなくても瞬時にして好きな方向に切った断面も描けるし，X線写真の実像よりも，若干大げさに漫画チックに描くほうが理解しやすいこともある．"院長がチェアサイドでイラストを描く"という特別感もあるので一度お試しあれ．

口頭による情報提供

これはいつでもチャンスがある．実際は口頭だけで伝えることが圧倒的に多いことと思う．ここでどのように説明するのかを詳述することはしない．それぞれの歯科医師や歯科衛生士がそれぞれの言葉で

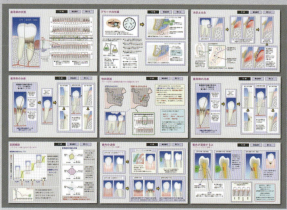
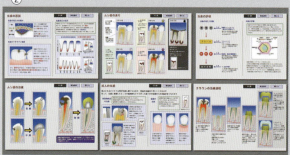

図14 検査ソフト内の説明用ツール
検査ソフト（デネットシステム）には患者さんへの説明用資料が揃っていて必要に応じて印刷もできる．図14-①は歯周病の説明用イラスト，図14-②は齲蝕の説明用イラストである

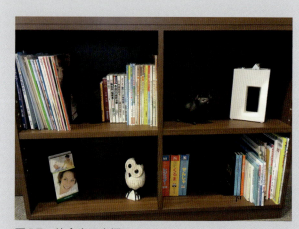

図15 待合室の本棚
雑誌や子ども用絵本などとともに，患者さんへの情報提供用資料を置いている

9. 患者さんに情報提供するためのシステム 〜各種媒体〜

伝えられればよい．「伝えたい内容」が歯科医院によって全く異なるというようなことは少ないと思う．要は「伝え方」である．患者さんとの間に流れる空気を感じながら，どのような言葉をどのようなトーンとリズムで語るのか意識的でいたいものである．

商品陳列

受付で販売するものはだいたい商品の陳列ケースで展示している（図17）．受付カウンターにガラスの陳列ケースを組み込んでもらった．私は"ごちゃごちゃした状態"というのが嫌いな性格である．院長室でも自宅でも，自分の机の上にいっぱい物が置いてある状態はストレスである．机の上で仕事をするときには，前の仕事をすべて片づけてから新しい仕事に臨む．いったんクリアすることで気持ちの切り替えができるからである．どんどん積み重なる論文や資料の束は，"ストレスの束"になるだけだ．この性格は診療にも表れてくる．受付カウンターの上にいろいろ商品やパンフレットを置くのはNG．壁にポスターなんかをいっぱい貼るのもNG．壁に貼るのは年末年始のスケジュールくらいである．

受付から離れた本棚に商品を置くと，紛失（盗難？）することがあるのでやめた．受付に近いところ，つまり，受付カウンターに商品を置くほうが，話や会計もしやすいので便利なのだが，カウンターの上に置くのが嫌だったので，カウンターに組み込んでもらったわけである．最近はデザイン性重視の歯科医院が増えてきて，とってもお洒落な空間になっている．そういう空間は私も好きなのだが，デザイン性を重視したカウンターは，備え付けられたときには何も置いていないのでスッキリしているのだが，いざ開業して物が増えてくるとどんどん"庶民的"なカウンターになってくる．こういったところは十分シミュレーションをして決めていったほうがいいだろう．間接照明できれいなカウンターの上に歯ブラシやパンフレットなどがどんどん増えていく新規開業の歯科医院を見ると，とっても残念に思ってしまう私です．

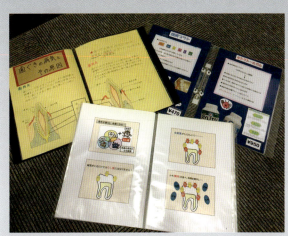

図16　本棚にある情報提供用資料
手書きの資料やPCで作成した資料などをクリアファイルに入れている

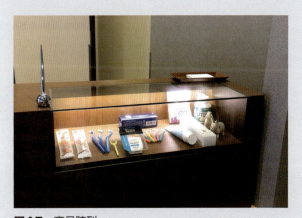

図17　商品陳列
カウンターの上にどんどん商品が増えていくのは外見上耐えられないので，ガラスケースを備え付けてもらった

 Dr.Hiro が考える
メインテナンスのための院内システム

・患者さんの理解を深めるため，「紙媒体による情報提供」，「チェアサイドでのモニタ越しの情報提供」，「伝え方を意識した口頭による情報提供」，「商品陳列」など，それぞれの場面で工夫したい．

・"伝わる"だけでなく，"残る"情報提供が重要である！

COLUMN 5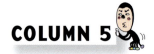

見るものと読むもの

　光栄なことに，講演依頼をいただくことがある．私の目指す究極の講演は，スライドを使わない講演である．以前，順天堂大学医学部の奥村　康特任教授のお話を拝聴したとき，最後までタイトルイラストしか使われなかった．私としては，いつ新しいスライドに替わるのか気になっていたのだが，スライドを使わずして講演後には鳴りやまぬ拍手，ほとんどスタンディング・オベーション状態であった．それを見てからは，スライドに依存しすぎている自分の講演がとっても小さく感じている（いつかチャレンジしたいな～）．

　講演で使うスライドは"見やすいもの"を心掛けている．字数やフォントの大きさ，背景の色，添付する写真や図表など，乏しいセンスを絞り出して考える．CMやニュースなどでテレビ画面に映し出される文字情報は，センスのない私にはたいへん参考になるプレゼンテーションである．あくまでテレビであって，インターネットではないところが"ミソ"である．講演スライドとテレビの共通点．それは，音声を聴きながらその音声とは違う文字を目で追わなければならないということ．インターネットでは動画は別として，ホームページなどを見るときには基本的に音声は流れない．

　人間は聴きながら見ることはできるが，聴きながら読むことはできない．「私は読める」という人がいれば，それはちゃんと聴いていないことを意味する．なので，講演スライドにたくさんの文字が並び，読まなければならないようになっていると，参加者は演者の話を聴けばいいのか，スライドの文章を読めばいいのか，二者選択に迫られる．スライドの文章をメモしようものなら，文字が多すぎて途中でスライドが替わってしまい，余計ストレスになる．これは演者が，スライドを"見るもの"ではなく，"読むもの"にしてしまったのが原因である．

　翻って，最近の歯科雑誌が"見るもの"になってきているのは気になるところだ．論文の解釈の仕方を矢印や箇条書き，図を多用してまとめているのは，とっても見やすいのだが，私のような"自分の"バイアス・ラバー（"My" bias lover）にとっては"余計なお世話"でしかない．音声を聴かない歯科雑誌が"見るもの"に傾いていくと，長期的にはわれわれの読む力が削がれていくのではないかと危惧してしまう．ただでさえ，スマートフォンの普及もあって読書量が減少している昨今，読者のリテラシーを引き上げる立場のメディアが安易に足を引っ張るようなことは自制してもらいたいと思っている．

　ということで，本書は長～い長～い私の文章をひたすら読まないといけない形態にさせていただいた．「お前にまとめる力がないからだろう」という意見は聴こえないふりをして（読むので聴こえない！？）．

Part 4

患者さんへ快を運ぶために

10. 患者さんに快を運ぶためのシステム

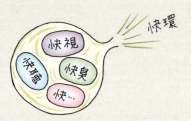

　10年以上通っていた美容室に行くのをやめた．車で30分以上かかる場所であるにもかかわらず私が通っていたのは，そのマスターの腕を評価していたからである．でも行くのをやめた．理由は簡単．チェアに座って30分以上待たされたからである．髪の毛を洗って乾かして，その後30分以上待たされ，マスターと他の客のたわいない話を聞かされているうちに，メラメラと，"二度と来ない"という気持ちが沸き立ち，その店を出るときには確固たる決意ができあがっていた．なんせ30分以上待たされたのはこれで2回目だ．待合室にあるソファは待つためのものだが，施術をするチェアは待つためのものではない．私も待合室でたま〜〜に，5分，10分待っていただくことがあるが，いったん診療室に入って座られた患者さんを待たせるなんてことは一度もしたことがない．

　こうなると，今度は新しい店を探さなければならない．基本的に美容室はやめて，理容室に限定して探そうと考えた．なんとなく，55歳のオジサンにはそちらのほうがお似合いのような気がしたし，案外理容室にはオタクな理容師さんがおられる気がしたからである．そこから私の"バーバーホッピング（Barber Hopping）"が始まった．毎月違う理容室に行くといろんな対応があっておもしろい．そのなかで気になった対応ベスト3．

> Try to know everything of something and something of everything.　　Henry Peter Brougham
> **何かについてすべてを，また，
> すべてについて何かを知るように努めよ．**　ヘンリー・ピーター・ブルーム

　まずは第3位．やたらマッサージに重点を置く．この傾向は多かれ少なかれどこでもあるにしても，昔私が理容室に通っていたときとは比べものにならないくらい過剰サービスになっている．カットとシェービングの時間より，マッサージのほうが長いところもあった．私のような短い髪の毛のオジサンにかかった時間は1時間半！？マッサージ店なのか，理容室なのか区別がつかないくらいだ．

　続いて第2位．髪型を決めるプロセスが千差万別．私のリクエストを聞くか聞かないかのタイミングでいきなり切り始める理容師さんもおられたし，詳しく話を聞いたあとで少しずつ切っていく理容師さんもおられた．おもしろかったのは，前回のカットから経過した時間から，各部位がどれくらい伸びているかを計算し，「とりあえず前回のカット直後の状態を再現してみます」とカットを始めた理容師さん．過去にさかのぼるカットがあることに感動したものだ．

　最後に第1位．やたらと私の個人情報を聞き出そうとする理容師さんがおられたことには閉口した．住んでる場所，職業などを主に聞き出したかったようだが……，そのつど適当に嘘をついておいた．カモフラージュする必要なんて全くなかったのだが，言いたくなかっただけである．

結局5軒ホッピングしたあと，ある1軒にたどり着いた．決して家の近くではなく，また車だと30分近くかかるところだ．今はずっとそこの常連として通っている．そこに決めた理由は単純．施術室に入って担当の理容師さんと少し話をしたときに「この人だったら大丈夫」と確信したからである．他にも3人くらい理容師さんがおられるところだが，きっと他の方であればまたホッピングの続きをしていたと思う．私の確信は間違っていなかった．その理容師さん（女性）は理容が好きで，使う櫛やはさみのこだわりは半端なく，いろいろ話を伺っているだけで，こちらまでその世界に入り込んでしまいそうである．

　患者さんが歯科医院を選ばれるときにも，きっとこのようなプロセスがあるはずだ．「この人だったら大丈夫」と感じるときには，きっとその仕事を好きでやっていて，常に勉強をしていて，しかも圧倒的な知識と技術をもっているような気がする．"この人だったら大丈夫"感は，人の心の扉を開き，自然とコミュニケーションも進んでいく．私は初日から個人情報を開示した．

歯科医院という空間づくり ～五感に訴える空間～

　最近は歯科医院らしくない歯科医院が増えてきている．"歯科医院らしい"という表現そのものが，昭和な固定観念によるものだというのは心得ている．私の子どもの頃は，歯科医院といえば独特の消毒液の臭いが充満した，「お前に痛みを与えるよ」というメッセージが充満した空間であった．チェアの色も壁紙や床の色もだいたいどこも似たり寄ったりであった．それが今ではデザイナーズマンションのようなお洒落な空間になり，スタッフもエステにでも来たかと思うようなユニフォームを着るようになってきた．本来の仕事とは違うところで勝負をしているような気もしないではないが，患者さんにとって"快適な"空間にはなっており，この傾向は歓迎すべきことだと思っている．

　当院は3年前に改装をした．既存の空間に手を加えることになるので，新規開業のときのように自由には計画できないという制限はあったものの，私としてはとても満足のいく結果になった．これも設計，施工でお世話になった神戸のデザインオフィス・プラスワンのおかげである．

　改装をしてわかったのだが，空間作りというのは"患者さんが受け取るすべての感覚が認知する空間"を作るということである．なので，見た目，つまり視覚で認知できる空間というだけでなく，そこに流れる音や匂い，雰囲気，そしてそこで働く人間も含めた要素を考えたほうが良いと痛感した．今回はオフィスという"箱もの"と，そのなかに充満させる"要素"について持論を述べてみたい．

オフィスという"箱もの"

　視覚に訴える空間において，"色"の問題は大きい．どのような色を選ぶのかは，どのような雰囲気の空間にしたいかということと密接な関係がある．ジャズの似合うような大人な雰囲気の小児歯科はないだろうし，明るいアニメチックなインプラント専門医もちょっと引く（キャラクターの入ったインプラントを挿入されそうだし……）．そのため，どんな雰囲気の空間を作りたいのかをある程度院長がイメージしておかなければならない．デザイン事務所にお任せでもよいが，それをすると，最後まで院長の出番がなくて淋しいかぎりである．当院の空間の仕上がりは"やさしい，大人な雰囲気"といったところだろうか？ 歯周治療を軸にしているし，メインテ

ナンス患者さんが多く，患者さんの平均年齢も高くなってきているからである（図1）．

木材と色数

「木」を全く使わなければどうしても殺伐とした雰囲気になる．宇宙船の中にでもいるかのような雰囲気（宇宙船に乗ったことありませんが）．ただ，壁や床に木を多用するとログハウスのようになって，どうしても重い雰囲気になってしまう．そのため，木の使用はポイントを絞ったほうが良いように思う（あくまで私見です）．そのとき，どこに木を使うのかということだけでなく，使う木の色数もポイントになる．木の色にもいろいろあるが，空間全体としての統一感がほしいからといって，一色に絞るとかえって面白味のない，深みのない空間になってしまう．かといって，何色も使うと統一感がなく，デザインされた，つまり"意図的に作られた"空間ではなくなる．なので，2，3色程度に抑えるのが無難なようだ（図2）．これは木の色だけでなく，壁紙の色などにも当てはまる．不思議なことだが，このような原則は講演会などのスライドで使う色数にも当てはまるし，服装でも当てはまるように思う．色数を増やすとファンキーな感じが出ておもしろいこともあるが，落ち着いた雰囲気にしたければ，色数は抑えたほうが良いというユニバーサルな法則があるのだろう．

立体感と明かり

色だけでなく，立体感というのも肝のようだ．これらは奥行や質感という形でも現れてくる．わざと段差をつけたり，1枚の板で仕上げずに途中で切り替えたりすると（図3），余計な手間が良い雰囲気作りにつながる．表面の性状も清潔感という意味ではツルツルがいいかもしれないが，雰囲気がほしいのであれば，凹凸のある手触り感の良い表面のほう

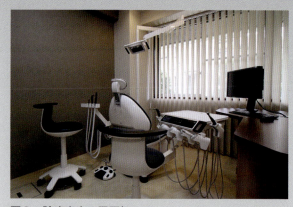

図1　診療室内の雰囲気
歯周病患者さんが多い当院では明るく落ち着いた空間を目指している

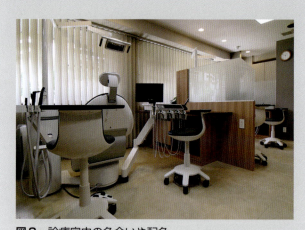

図2　診療室内の色合いや配色
リフォームのため既存のものの色との相性をとりながら，木も取り入れてもらった．それに合わせてチェアの色の選択をした

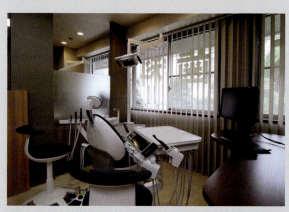

図3　立体感，奥行き，質感
パーテーションなども平らな面で仕上げるより，素材を組み合わせたり立体感を出すほうが，雰囲気が良くなる．壁紙も質感があるとソフトな感じにまとまる

10. 患者さんに快を運ぶためのシステム

が落ち着く．この細かい凹凸は間接照明と相まってやさしい感じを醸し出してくれる（図4）．照明は単なる明かりを求めるだけでなく，影をどのように出すかというときにも大切なアイテムである．

カメラマンをされているある患者さんが，当院のバーティカル・ブラインドを見て気に入られ，同じものを自宅に備え付けられた．業者さんにメーカーや品番を教えてもらって，患者さんにお伝えするというめずらしい経験をしたのである．当院のバーティカル・ブラインドを選んだときには，質感のあるもので，日中の光は優しく，軽く通すものの，夜に診療室内が見えない程度の遮光性があるものという注文を出した（図5）．それまでは水平のブラインドだったので，埃もつきやすく，窓だけを覆うためデザイン的にもおもしろくなかったが，バーティカル・ブラインドを床まで下すことでデザイン性が高まった．

音楽という音

学生時代にブルーグラスやフォークといった音楽バンドを組んで楽しんでいた私は，歯科医院を開業した折には，自分の好きな音楽を診療室に満たしながら仕事をすることに"憧れ"をもっていた．現在矯正歯科を開業している昔のバンド仲間は，診療室（待合室？）に楽器を置いていて，テレビの取材も受けたという噂を聞いた．昔やっていた音楽は今でも好きなので，実際弾くことはないにしてもよく聴いている．しかし，いざ開業するとにぎやかな曲が多いこともあって，残念ながら診療室で流すことはできなかった．

マンションの店舗開業で，そのマンションに有線放送が引かれていたため，迷うことなく契約をした．チューナーは受付の机の下に置いていたが，どんな音楽を流していたのか記憶が定かでなく，おそらく医院店舗用の音楽（クラシック？）だったように思

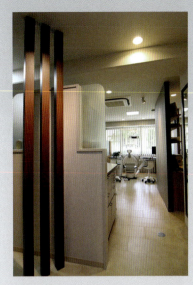

図4 照明
照明により立体感や奥行，質感が生きてくる．間接照明は使っていなくても光の影が雰囲気を演出してくれる

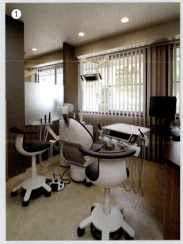

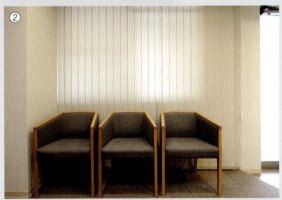

図5 バーティカル・ブラインド
バーティカル・ブラインドを床まで落とすことで窓の見た目は激変する．色や質感，遮光性などその医院にふさわしい選択をしたい．図5-①は診療室内のバーティカル・ブラインド（開いた状態）．図5-②は待合室のバーティカル・ブラインド（閉じた状態）

う．

　そもそも，「歯科医院に音楽が必要か？」という根本的な問題がある．私は「必要とまでは言わないが，あったほうが良い」と思っている．これは患者さんにとってもわれわれにとっても邪魔にはならないし，時には気持ちを鎮める効果があるからである．診療室内ではさまざまな音が飛び交うので，静かに流れる音楽に耳を傾ける機会は少ないかもしれない．でもふと，雑音と雑音の間の静けさを心地よい音楽が満たしてくれているとホッとすることもあるのは事実である（少なくとも私は）．待合室では音楽が前面に出てくることになるので，存在感はさらに増すことになる．

　新規開業以来，有線放送の音楽を流していたが，マンションオーナーが有線放送の契約を打ち切るという"事件"が起こった．店舗，住居すべてが対象になるとのこと．有線放送サイドとしては，スピーカーや配線，チューナーを撤去する費用は割が合わないと判断したようで，なんとすべて機材はそのまま放置されるという事態になった．もちろん，スイッチを入れても音楽は流れてこない．それ以後はそのシステムにアンプを追加し，CDプレーヤーとつないで音楽を流していたが，改装後アンプがつぶれるという"第二の事件"が発生．結局すべて入れ替えることになった．

　私が所蔵しているCDの音楽を流しているのだが，音楽に関する著作権に関しては多少知識をもっておいたほうがよい．カラオケでも著作権料が発生することはご存じの方が多いだろう．われわれが診療室や待合室でCDの音楽を流した場合，著作権料が発生するかどうか？　答えはNOである（ただし一部の例外があるので「註」を参照のこと）．

　日本音楽著作権協会（JASRAC）の規定では，われわれが音楽を流すことで患者さんから料金を徴収するような営利目的がないのであれば，著作権料が発生しないということである（図6）．特に，これらを満たす医療現場や教育現場では使用料が免除されているのだ（註：ただし，JASRACに権利委託されていない音楽も一部存在するため，注意が必要である）．そうでなければ，店舗の床面積に応じた著作権料を支払わなければならないことになっている．このことは，JASRACに直接問い合わせをして確認済みである．ホームページ上では「今のところ免除している」という記載になっているので，「将来免除が解かれる可能性があるのか？」とか「その場合はメディアを通じてわれわれにちゃんと情報が伝わる手段を講じてくれるのか？」としつこく質問をしたが，答えは「免除を解くことはないだろう」とのことだった（きっとしつこい私は嫌われている…）．そのため安心してCD音楽を流して良い．ただし，この場合のCDは，購入した市販の音楽CDであることが条件であることは注意しておいてもらいたい．市販CDからCD-Rなどにコピーしたものや，ダウンロードして携帯音楽端末に保存していたものをCD-Rなどにコピー，ダビングしたものは著作権料が発生する．お気をつけあそばせ（もちろん著作権料を支払えば，それらの方法でも問題はありません．あしからず）．

　さて，当院でどんな音楽を流しているのかというと…，実に多彩である（図7）．さすがに学生時代にやっていたブルーグラスはいまだに流していない．どんなCDを選ぶかというと"空間に親和するもの"である．やさしい，大人な雰囲気なので，あまりシャープな音はなじまないと思っている．そういう意味では，トランペットのような管楽器の入ったCDは選ばないことが多い（もちろん演奏の仕方にもよるだろうが）．ピアノも弾き方によっては存在感が強すぎることがあるので，そのような演奏のものは選ばない．ギターはそういう意味では採用することが多いのだが，どちらかというとスチール弦よりもナイロン弦のほうが院内の雰囲気に合うと思っている．

　現在，院長室で執筆中．院内を流れている音楽はJanet SeidelのMoon of Manakoora．オースト

ラリアのジャズシンガーだが，めずらしくこのCDではジャズなのにウクレレが使われている．ウクレレの音色とJanet Seidelの声は，どちらも当院になじむようだ．ちなみに，このCDを知ったのは，東京・神楽坂のイタリアン（私，関西人です）．とってもいい音楽だったので，店の人にCDを教えてもらったのである．昨年はJanet Seidelがニューアルバムの発売記念で来日されたので，ライブを聴きにいった．流している音楽は患者さんとの会話の話題にもなる．私と同じように，「かかっているCDを教えてくれ」と尋ねられたこともあったので，今では待合室にCDジャケットをそっと置いている（図8）．

音楽以外の音

週に何回かアスレチックジムに通っている．Tシャツとスーツの両方が似合う体型を目指しているのだが，すぐにあちこちの関節が悲鳴を上げるためいまだにその目標に届かない．ジムに行くと一番気になるのが，インストラクター同士の雑談である．申し伝えやディスカッションであれば全く問題ないのであるが，そういう場合は見ていてわかるものである．「君たちの雑談のための会費を払っているわけではない」という気持ちがふつふつと，いや，メラメラと起こってくる．雑談している横でマシンの使い方がわからなくて困っている会員さんがいたりすれば，メラメラではすまない．

患者さんとの会話で無駄なものはないが，スタッフ間での会話で無駄なものは排除すべきである．特に，キャンセルが出てヒマになったスタッフ間の雑談ほど，患者さんから見て，そしてそれ以上に，院長から見て不快なものはない．雑談か，そうでないかは，患者さんや院長にはお見通しだからだ．スタッフの仕事ぶりは忙しいときよりも，ヒマなときのほうが発揮されるものである．本書をスタッフが読ま

第12節 BGM

有線放送等により公衆送信される著作物を受信装置を用いて公に伝達し、又は適法に録音された録音物による演奏により、著作物を背景音楽（BGM）として利用する場合の使用料は、次により算出した金額に、消費税相当額を加算した額とする。

1　1施設における使用料
（略）

2　音源提供事業者が包括的に契約をする場合の使用料
1の規定にかかわらず、有線放送等を行う事業者、録音物の製作・貸出を行う事業者等、背景音楽（BGM）の音源提供事業者が、自己の顧客であるすべての音源提供先事業者のために、包括的利用許諾契約を結ぶ場合の使用料は、当該音源提供事業者の前年度の営業収入（消費税額を含まないもの）の1/100とする。

（BGMの備考）
① 営業収入とは、聴取料、放送料などいずれの名義をもってするかを問わず、音源提供事業者が音源を提供することにより得る収入をいう。
② 本規定中1/100とあるのは、平成14年度は0.6/100、平成15年度は0.7/100、平成16年度は0.8/100、平成17年度は0.9/100とそれぞれ読み替えるものとする。

（注）各年度区分は、4月から翌年3月までとする。

③ 福祉、医療もしくは教育機関での利用、事務所・工場等での主として従業員のみを対象とした利用又は露店等での短時間かつ軽微な利用であって、著作権法第38条第1項の規定の適用を受けない利用については、当分の間、使用料を免除する。

図6　JASRACの使用料規定（一部抜粋）

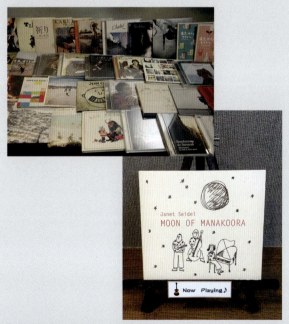

図7　院内音楽用CDたち
私の好みが最大の選定基準ではあるが，院内の雰囲気との親和性を考えると案外ベストマッチのアルバムに出会うことは少ない

図8　待合室でのCD掲示
診療室と待合室で流れている音楽のCDを掲示している．患者さんとのコミュニケーションのネタになることもあるし，院長の趣味がちらっと出る場所になる

れているようであれば，院長に成り代わって忠告をしておきたい．

院内では，足音や器具が触れ合う音，超音波スケーラーやタービンが動いている音など多彩な音が入り混じる．「患者さんがチェアで横になっておられるときにバタバタと歩くと，床に患者さんの頭が近いため，われわれが思っている以上に不快なものだ」と聞いたことがある．なるほど．また，「スケーラー同士が当たる金属音も不快なので，ハンドルの素材がプラスチックやシリコーンであれば，その音を最小限にできる」ということも聞いた（図9）．全くもってごもっともで，少なくともそのような視点をもっていたいものだ．われわれが無意識にノイズとして処理しているような音が，案外患者さんにとって不快なものになることもあるわけである．ときどき，われわれのノイズリダクション機能を OFF にしてみるのはどうだろう？

院内の匂い

歯科医院は消毒薬の臭いがするものだ，というのは昭和初期の方々くらいになってきたようだ．消毒薬の臭いは，たしかに清潔なイメージに一役買うかもしれないが，決して心地よいものではない（一部のフェチは無視します）．きっちり滅菌，消毒しているということをアピールしたければ，そのような情報開示をすればいいのであって，何も薬の臭いで院内を充満させる必要はなかろう．

当院では，待合室，診療室，お手洗いにそれぞれディフューザーを置いている．待合室とトイレは市販のディフューザーで，瓶にスティックを突き刺すタイプ（図10）．ときどき種類を変えている（ほとんど私の気分…です）．診療室内では，電源を必要とする超音波タイプのディフューザーで，中身のアロマは歯科衛生士がいろいろ替えてくれている（図11）．そのときに使っているアロマの説明も横に置

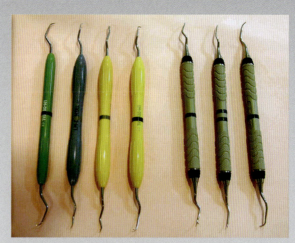

図9 スケーラーのハンドル
ステンレススチールが一般的だったスケーラーのハンドルは，プラスチックやシリコーンコーティングのものも市場に出ている．グリップがよいだけでなく，スケーラー同士の接触音が低減するメリットもある．右の3本はHu-Friedy社製のレジンハンドル，左の4本はLMインスツルメンツ社製のシリコーンハンドルのスケーラー

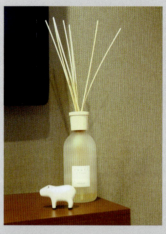

図10 待合室のディフューザー
歯科医院らしくない香りをディフューザーで醸し出している

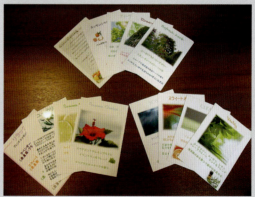

図11 アロマの説明
診療室内で使うアロマは当院スタッフがいろいろ種類を替えてくれる．使っているアロマの説明書を横に置いておくと患者さんも興味をもってもらえるようだ．説明書も当院スタッフが作成している

いておき，これは患者さんとの会話の"ネタ"にもなっている．診療室のディフューザーは各チェア横のPCカウンター上に設置している（図12）．ちなみに，冬場は室内が乾燥しやすいので，別の加湿器に使う水にアロマを混ぜている（図13）．

その他の院内環境

天気が悪いときは憂鬱なものである．雨のなかわざわざ来院してくださった患者さんのために，玄関には"雨の日タオル"を用意している（図14）（もちろん雨の日だけです）．濡れたところを拭いてもらってスタッフがそのタオルを受け取るシステムである．

夏の暑い日に汗をかきながら来ていただいた患者さん用に"うちわ"も用意した（図15）．ただし，ちょっとお洒落なうちわにしすぎたせいで，オブジェと思われてしまい，あまり使ってもらえないのが悩みの種である．

そのほか，スタッフのユニフォームによっても雰囲気は変わるし，スタッフが使う言葉やスタッフ間の雰囲気，連携なども空気として患者さんに伝わる．このあたりは，次章でまとめて解説したい．

Dr.Hiroが考える メインテナンスのための院内システム

・患者さんが診療室を選ぶとき，そこには"この人（この診療室）だったら大丈夫"と確信するプロセスがある（はずである）！

・診療室内を満たす色や素材，立体感，明かり，流す音楽，匂い（臭い）など，目指す空間・雰囲気をイメージし，"患者さん目線"で快適な空間を作りたい！

10. 患者さんに快を運ぶためのシステム

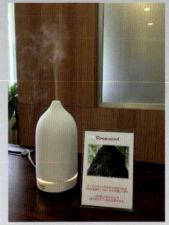

図12 診療室用ディフューザー
PCモニタの横にディフューザーを置いている

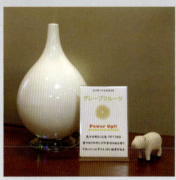

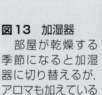

図13 加湿器
部屋が乾燥する季節になると加湿器に切り替えるが，アロマも加えている

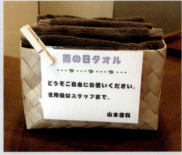

図14 雨の日タオル
雨のなか通院してくださった患者さんには濡れたものを拭くためのタオルをカウンターに用意している

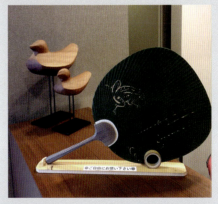

図15 うちわ
暑いなか汗をかきながらお見えになった患者さんが使えるようにうちわを用意している．ちょっと高級そうに見えて使いにくいようだが……

11. 見えないシステム

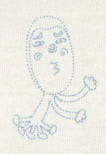

　歯科技工士，歯科衛生士，弁護士，税理士のように「士」が語尾につく専門職もあれば，医師，歯科医師，看護師，教師というふうに「師」が語尾につく専門職もある．この使い分けが気になっていろいろ調べてみたところ，おおむね以下のような私なりの結論となった．

　「士」は専門的な技芸を修めた者．「師」は専門的な技芸を修め，それを教え導く者．どちらもその道のプロなのだが，「師」にはそれを伝授する役割も想定されているようだ．「士」は武士や騎士という言葉から推察できるように，"一人前の男"という意味もあるらしい．そのため，Nurseは女性の仕事とみなされていたため看護婦とよばれていたが，男性のNurseが出現したため，彼らの呼称として看護士という言葉が使われた．その後，看護婦と看護士の総称として看護師が誕生した経緯がある．

　匠の技を習得し，それを弟子に伝授する師はまさに師匠ということになる．今風に言えば，"メンター"というところだろうか．歯科医師の仕事はスキルが要求されるので，メンターをもつ歯科医師は多い．一昔前であれば，ほとんどの歯科医師は拠り所としてのメンターをもっていたように思う．しかし，最近は私を含め，それが希薄になってきた．ネットでの情報入手が簡単になってきたこと，手技がマニュアル化されていることなど，いろいろ後付けの理由は思いつくが，よくよく考えてみると，これは歯科医師に限ったことではなく，世間一般でそうなのではないかと思うようになった．

> 上手は下手の手本なり．下手は上手のてほん也．
> 世阿弥

　情報の安易な入手とマニュアル化は，人間の感度を下げていく．なぜなら，それらがなければ誰かに教えてもらわなければならないわけなので，その"誰か"を選ぶ感性が必要であるからだ．これは案外難しい．なぜなら，自分がまだ学んでいない，つまり，全く知らないことをよく知っていて，自分に適切に指導してくれる先達を見つけるのは並大抵のことではない．だって，自分はまだなんにも知らないわけだから，自分がまだ知らないことをどれだけ相手が知っているかはわからない．英語を初めて勉強しようとしている小学生が，この相手は英語の発音がうまいとか，正しい文法を使っているとかはわからないのである．感度が落ちた若者はブラック企業のトラップに引っかかり，どんどん生命力を吸い取られていく．これも，その企業に就職すると危ない，ということを察知するセンサーが働かないからだろう．

　歯科医院にブラック医院があるかどうかは知らないが（なければいいけど），卒後のセミナーがたくさん存在するということ自体が，メンターを求めるニーズが存在することを証明しているのかもしれない．聞くところによると，医科系よりも，歯科系のほうがこのようなセミナーや講演会などの開催数は勝っているらしい．大学では歯科医師育成のために，さまざまなプログラムを開発し，すべての大学で共有する工夫をしているようだ．私は今の時代に学生でなくて良かったとつくづく思うわけである．私の学生時代はまだまだほのぼのとしていて，私が形成のメンターと勝手に思った先生には，単位関係なしに，時間を合わせてバキュームを持ちに行ったものだった．大学

には各科に名物先生がおられ，クラウンの形成ならこの先生，インレーの形成ならこの先生，外科ならこの先生，という空気があった．マニュアル化された教育では，個のポテンシャルを引き出すことは難しく，歯科医師としてどのような方向に進むべきかという道しるべに出会うチャンスが少なくなってしまう…と私は思うのである．

さて，では歯科衛生士に関してはどうだろう？　私は声を大にして言いたい．歯科衛生"士"は歯科衛生"師"に変更すべきである．なぜなら，彼女たち（彼ら）はすでに専門的な技術や知識をもちながら，教え導くこともこなしているからである．たくさんの担当患者さんを教え導き，そして後輩を教え導いている彼女たち（彼ら）は"歯科衛生師"という言葉にふさわしい．自分が歯科医師の師という漢字にふさわしい仕事をしているか自問するのを保留したくなるくらい，彼女たち（彼ら）は歯科衛生師という名称にふさわしい．せめて，私たちは詐欺師やペテン師レベルにならないよう踏みとどまらなければ．

院内"無線"LAN

院内のPCは有線LANで接続しており，CT画像のような重いデータであってもストレスを感じることもなくやりとりできている（私は"イラチ"です！）（注：イラチとは関西弁で"イライラしやすい"ということを意味する）．このように，"見える"システムではワイヤーでつながっているのだが，医院には"見えない"つながりというものがある．それは，人と人とのつながりであって，この間にワイヤーはない．この場合のプレイヤーは，当院では患者さん，歯科医師，歯科衛生士であるが（図1），受付，助手，歯科技工士も当然このなかに含まれる．当院では，助手，歯科技工士はおらず，歯科衛生士が受付を務めるシステムになっている（図2）（チェア3台に歯科衛生士6人です！）．

この院内"無線"LANともいえるシステムはどこの医院でもあるはずで，ただ，見えないだけである．見えないだけに，データの送受信や転送がうまくいってるかどうか気づきにくい．しかし，この院内無線LANの不具合が院内のシステム障害になっていることがあるのでしっかり見つめ直す必要がある（見えないですが…）．

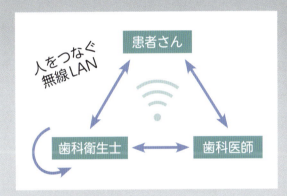

図1　院内無線LAN
当院では歯科助手，受付，歯科技工士はいないので，患者さん，歯科衛生士，そして私（歯科医師）の3人での見えないやりとりがある．また歯科衛生士同士にも見えないやりとりがある．これらの無線LANの成熟度，安定度が院内システムを通奏低音的に支えている

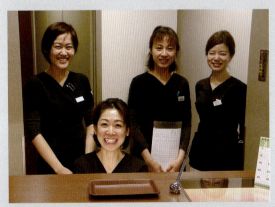

図2　受付をしている当院歯科衛生士
歯科衛生士が次回の予約まで担当するので，受付はいない

高感度人間と低感度人間

院内無線LANのプレイヤーは，無線基地局のように送受信をしている．ただ，その人によってその感度が異なるのだ．また同時に扱える情報量もばらばらだ．このような状況は，適材適所に落ち着くように自然と最適化することが多い．たくさんの情報を同時に扱えて，高感度の歯科衛生士はチーフとして活躍することが多いし，サブチーフはその下で感度や情報処理能力をUPしていく．医院の力というのは，どんな器材を取り揃えているかということより，このような"人"のファクターがかなりの部分を占める．最後はやはり"人"なのである．

参考までに，当院の原稿執筆時点（2015年9月）でのスタッフの構成は以下のとおり（図3）．

```
歯科医師1名（私です！）
歯科衛生士 A  歯科衛生士歴20年，子ども一人
         B  歯科衛生士歴18年，子ども二人
         C  歯科衛生士歴15年，チーフ
         D  歯科衛生士歴15年，子ども一人，
            サブチーフ
         E  歯科衛生士歴13年
         F  歯科衛生士歴10年
```

A，B，Dは産休後の復帰組である．産休後に戻ってきてくれるというのはうれしいものだ．待っていたわれわれはもちろん，患者さんも再会をたいへん喜ばれる．産休中にピンチヒッターとして担当していた歯科衛生士とは，ここで選手交代となる．現場から離れると仕事に復帰できるかどうか不安なものである．歯科医師でも長い休み明けなどは，緊張することがある．それが1，2年も"空白期間"があるともっと不安なものである．しかし，この空白期間に出産，子育てという人生の一大イベントを経験しているわけで，空白どころかそ～と～充実した毎日だったはずである．3人の産休明けはみんな，"人"として一回り大きくなっていた（身体も！失礼！）．"患者さんを受け入れる空気"が良くなっているのである．患者さんとの会話の幅も広がり，信頼関係がずっと深くなっていくのを近くにいて感じる．

われわれ歯科医師は，こういった貴重なスタッフを雇用するシステムを考えておかなければならない．現在，当院は"歯科衛生士過剰"の状態である．チェアが3台しかないのに6人もの歯科衛生士がいるので，手が空く歯科衛生士が常に存在する．経営的にはかなりかなり厳しいのは本音である．ただ，出産を考えているスタッフが何人かいて，いつ産休に入るかわからない微妙な時期でもある．ここは院長の踏ん張りどきで，「あのとき，スタッフを切らなくてよかった」と思える日が来ると信じて，現状維持に努めている．

AとBは歯科衛生士歴が長いが，それぞれ前チーフ，前々チーフなので，愛を込めて"お局"とよんでいる（たぶん，怒っていない……はず）．チーフ経験者は，現在のチーフのすることに口を挟むことなく，サポート役に徹している．いざというときにはいつでもスイッチを入れることができるので，当院はチーフだらけの状態といっても良い．贅沢なことだ．AとBの二人は，夕方には勤務を終えて子ど

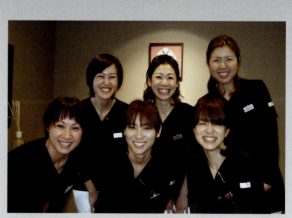

図3 山本歯科ラブリースタッフ
全員歯科衛生士で常勤4名，非常勤2名の6名体制である

11. 見えないシステム

もを迎えにいくパートとして働いてもらっている．

当院では，感度が最も低い院長を，感度の高い歯科衛生士がフォローするというシステムになっている（図4）．院長は頑固者で，扱いにくい人間であるにもかかわらず，うまく"転がして"くれる．元気がないとか，腰の調子が悪そうだとか，私が言葉に出していないにもかかわらず了解してくれているのは，"ありがたい"を通り越して"驚き"である．

受信と送信，そして転送

高感度人間になると，患者さんとのやりとりで送受信のレベルが違う．受信レベルが高いと，"患者さんが言いたいこと"を最優先に引き出し，そして"自分の聞きたいこと"を引き出すというテクニックを備えている．このテクニックがないと極端な場合，患者さんの内に充満したものがガス抜きできず，こちらの言葉に耳を傾ける余裕がなくなってしまう．また，患者さんに送信する場合は，どのような言葉を選択し，それに"タグ"をつけるのかどうか，つけるとすればどのようなタグをつけるのかということに意識的でなければならない．このあたりは5章で説明済みである．

その時その時の患者さんとのやりとりをどうするかということに加え，重要な情報についてはそれを記録しておく必要がある．このような記録は，当院のシステムでは検査ソフトに組み込まれた"DHカルテ"にあたり，忘れないうちに打ち込んでおく．打ち込むタイミングとしては，フッ化物塗布をして時間待ちしているとき（図5）や，手が空いたときということになる．

"虫の知らせ"というシグナル

セミナーで，とある歯周外科の手技について，講義と実習を行った．実習は顎模型を使い，最後はブタの下顎を使って手技の最終確認をした．セミナー後には，その歯周外科を実際に臨床で行った報告を受けることがある．X線写真や歯周組織検査結果，口腔内写真などの資料とともに，術前，術直後，術後経過について説明してもらうのだが，トラブルの相談を受けることがある．

術後の痛みやしびれなどで患者さんからクレー

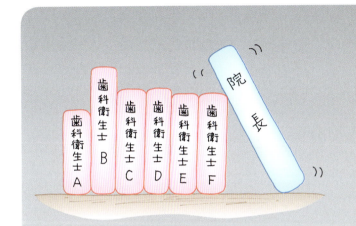

図4 高感度スタッフと低感度院長
感度の低い院長を，感度の高いスタッフが支えてくれている当院．しかも高感度であることをおくびにも出さないことに私は頭が下がる思いである
（※歯科衛生士の大きさは単なる身長を表しています）

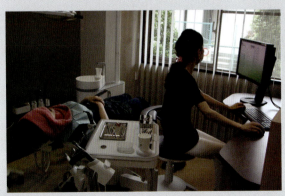

図5 フッ化物塗布の間のDHカルテ記入
メインテナンスプログラムの最後に根面へのフッ化物塗布を行う．4，5分の待ち時間があるので，その間にDHカルテに記入している．ほかにも，空いている時間に空いているチェアがあればチェアサイドのPCからDHカルテに入力できる

ムが出ることは，患者さんのみならず，われわれみんなにとって避けたいところだ．開業して20年間，術後にクレームが出たことは幸い一度もないものの，眠れぬ日々を送ったことがある先生を何人も知っている．原因はさまざまだ．手技が悪かったり，診断が不適切であったりと，本人の"歯周治療の未熟さ"からくるのであればまだ"ある意味"許せると思う．患者さんには迷惑をかけているので，猛省すべきだし，その後，猛勉強もしなければならない．そうすれば次回のミスは防げるはずである．

しかし，最も私を唸らせたミスは歯周治療の未熟さからくるものではなかった．「このような症例には手を出さないほうが良い」という"虫の知らせ"をキャッチできなかったのだ（図6）．これは致命的である．"手を出さないほうが良い人"というのもあるだろうし，"手を出さないほうが良い状態"というのもある．"手を出さないほうが良いタイミング"というのもあるだろう．ただ，これは"プロービング値が何ミリだから"というような判断基準ではなく，見た瞬間に察知しなければいけないことである．どちらかというと，"危険なシグナルを生物としてキャッチできるかどうか"という領域の話だ．

近代化したわれわれの生活はノイズに満ち溢れている．街中で人々はスマホの画面ばかり眺めて余計なものは見ないし，イヤホンやヘッドホンをしながら外からの音もシャットアウトしている．外部からの刺激に対してノイズリダクションをかけているのが常になると，おそらく，危険を察知する生物としてのセンサーの機能も落ちるのだろう．歯科界でもテクニックのことが事細かく雑誌を彩ったり，エビデンスを重視したいわゆるEBMが当たり前という空気が漂っている．これらは歯科界の進歩の賜物であり，歓迎すべき一面なのだが，ともすると，われわれが生物であり，"こちらに行くと危険な気がする"という虫の知らせを「科学的ではない」という理由で却下するものだとすれば，これは本当に危険なことである．患者さんとトラブルになった先生は，

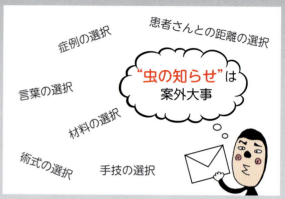

図6 "虫の知らせ"の大切さ
センサーのない動力だけのロボットが動けないように，"虫の知らせ"というセンサーが働かなくなると…生物としてマズイ

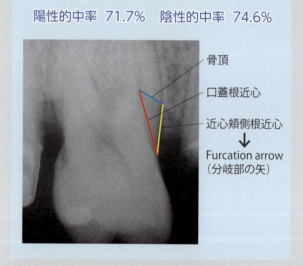

図7 Furcation arrowとわれわれの直感
どちらも7割の的中率なので，結構高い数値だ

「大変だ」と言いながら顔がにやけていたりする．状況の深刻さを理解していないようにも思え，これからの彼の長い歯科医師人生に不安を覚えた．

将棋の羽生善治氏は，自身の経験から「直感の7割は正しい」という持論を述べられている．的中率が7割というのは結構高い．ファーケーションアロー（Furcation arrow）と上顎臼歯部隣接面の根分岐部病変との関係は，陽性的中率，陰性的中率ともにだいたい7割だ[1]（図7）．これはファーケーショ

ンアローがX線写真上で見つかれば7割の確率で根分岐部病変が存在し（陽性的中率），ファーケーションアローが見つからなければ7割の確率で根分岐部病変は存在しない（陰性的中率），ということを意味している．私が羽生氏の話を知ったときには，思わず，われわれの直感の陽性的中率，陰性的中率はファーケーションアローレベルなんだと思ったものである．乳がん検診のマンモグラフィでは陽性的中率が1%前後ということから考えると，われわれの直感はなかなか"イケてる"．マンモグラフィに圧勝といいたいところだが，残念ながら，マンモグラフィの陰性的中率は99%なのでこれは負け〜．

スタッフ育成

「スタッフをどう育てておられますか？」と聞かれれば，「育ててません」と答えるだろう（図8）．そうなのである．私はスタッフに対して放任主義をとっている．10年くらい前には勉強会をしたりしていたのであるが，今では全くしていない．きっかけはパートタイム勤務のスタッフが増えて，夕方にフルメンバーがいないということがある．しかし，それは単なる言い訳である．そもそも私は「勉強会では勉強できない」と思っているのが主因だろう．

私も勤務医時代には勉強会にずっと参加していた．卒業して間もないころであれば，勉強会に参加するということは，"全くルールを知らないゲームに放りこまれた状況"になるので，かなりスピードアップして吸収できたと思う．これは，何もわからない私に，懇切丁寧に，あるいは叱咤激励してご教示いただいた先輩方のおかげである．これには感謝の念が尽きない．しかし，ゲームのルールが身にしみついてくると，勉強会のインパクトがどんどん薄れていったのである．

他の先生が論文を選び，読み，まとめる．その先生の話を聞きながら，まとめに目をやる．これって

11. 見えないシステム

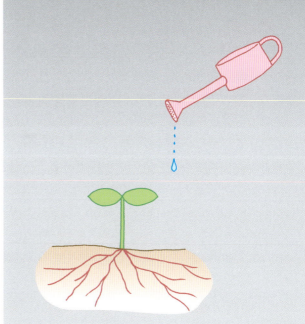

図8 スタッフ育成？
スタッフを育てるために特別なことは何もしていない．みんなセルフモチベーションを上げながら自らの学びを続けているようだ．水が少ない分，根がしっかりはるのだろうか？

はたして身につく作業であろうか？「たくさんの人数でやれば，たくさんの論文を読めるんだから，量をこなせるじゃないか」といわれれば一理ある．でも，それは一理である．他の先生の価値判断で選んだ論文を，その先生のバイアスを通しながら読んだ報告を受けることに，私はだんだん気持ちが遠ざかったのである．きっと，人間は自分のアーカイブには自分の生身の身体を通したものしか配架できないのだろう．

現在，私はどこの勉強会にも属していない．勉強は自分一人でしている．本や論文が主，ネットが従である．情報を入手する場合は，"その情報に対して責任を取る人がちゃんといる情報"を優先することを勧める．ネットでは出典の不確かな，責任を取る人があやふやな情報に満ち溢れている．もちろん，私もネットのお世話になっているのだが，ネット上の情報を盲目的に受けつけるのは危険である．勉強会に参加しなくなり，自分で勉強をするようになっ

てからはスピードがかなりUPした．最近では歯科以外の領域の勉強がほとんどになっているが，歯科を離れて歯科を眺めると思わぬ発見があるものだ．

さて，スタッフ育成の話が，いつの間にか私の勉強の話にすり替わってしまった．院内で最も勉強をしておかなければならないのは院長である．「うちのスタッフが勉強をしないので困っている」とおっしゃる先生の勉強量が少なければ話にならない．院長がタバコをふかせながら，「スタッフが禁煙しないんだよ」と言っているようなものだ（たとえが悪い？）．スタッフが勉強するための必要条件の一つは，"院長が誰よりも勉強をしている"ということなのである（図9）．

他にも必要条件はある．環境整備である（図10）．"勉強ができるような環境"を作り出す．これは，"勉強をしなければならない環境"ではない．勉強は押しつけるものではなく，自らが進んでするものでなければならない．無理やりさせられるのであれば学校の勉強と同じだ．社会人になっても学生と同じことを繰り返すことは愚の骨頂．当院の場合，私が主宰するセミナーや講演会に参加したり，彼女たちがインストラクターとして指導的立場になったりする機会がある．これは「指導的立場になれるように勉強をしてもらう」というわけではなく，「よく勉強をしているので指導的立場を用意している」のである．彼女たちの講義や講演を後ろで聞いていて，その成長ぶりに感心することがよくある（図11）．彼女たちの自立した学びの姿勢がそうさせるのか，私が勉強会をしないという危機感がそうさせるのかはわからないが，院長が想像しているよりもはるかに成長しているのである．

アカデミックな学びの部分も大切だが，診療室におけるプロフェッショナルとしての部分も大切だ．なんと，私はこの部分も"育成"していない．なぜなら，先輩歯科衛生士が後輩を育成しているからである．チーフの上にチーフ経験者が2人もいる歯科医院は少ないだろう．現在のチーフはとってもや

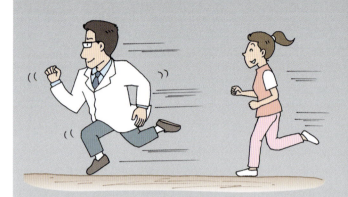

図9　院長がトップランナー
「スタッフが勉強しないんだよ～」と嘆く前に，自分がトップランナーになっているかどうかを確認したほうが良い．勉強しない歯科医師の下に勉強熱心な歯科衛生士は集まらないのだ……と自分に言い聞かせている私です

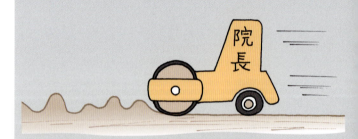

図10　知的インフラ整備
知性を注入することはしなくても，知性が芽生えるインフラ整備くらいは心掛けたいものである

「勉強は自ら進んでするもの」
……ですよね……

11. 見えないシステム

りにくいだろうとは思うのだが，とってもうまく舵取りをしてくれている．これは上下関係ということだけでなく，診療室全体の回り方も含めた話である．彼女たち同士は，単に歯科衛生士の先輩後輩という関係だけではなく，家庭をもつようになった先輩と後輩，子どもをもつようになった先輩と後輩など，プライベートな関係でもつながっており，一緒に食事や旅行に出かけたりしている（院長抜きで！）．やはり，彼女たちは歯科衛生"士"ではなく，歯科衛生"師"なのだ．

> **Dr. Hiroが考える**
> **メインテナンスのための院内システム**
>
> ・すべての医院に人と人とをつなぐ，目に見えない"院内無線LAN"が存在し，院内システムを左右している．また個々人の感度により，やりとりのレベルが異なってくる！
>
> ・生物としての"危険を察知するセンサー"，経験に基づく"直感"も，決して軽視してはいけない
>
> ・勉強は，自らが進んでするものであるべし．スタッフ育成においては，環境整備（機会の提供，診療室内の人と人とのつながり，関係など）は必要条件である

参考文献

1) Deas DE, Moritz AJ, et al. Clinical reliability of the "furcation arrow" as a diagnostic marker. *J Periodontol.* 2006 ; **77**(8) : 1436-1441.

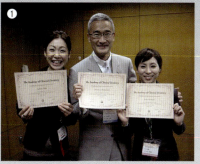
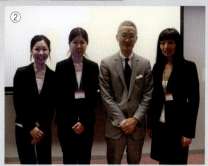
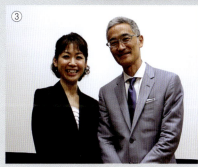
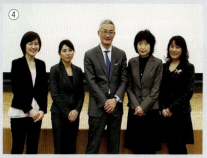

図11 講演後の当院歯科衛生士たち
セミナーでの講義や講演で当院歯科衛生士が活躍するのを見るのは院長としてこの上ない喜びである．
写真は，2010年日本顎咬合学会（**図11**-①），2011年震災支援チャリティー講演会（**図11**-②），2014年岡山県歯科医師会（**図11**-③），2015年松風DH party（**図11**-④）にて撮影

Part 5

DR & DHとしての
スキルアップを考える

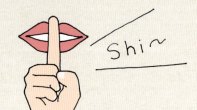

12. こっそり教える院長室

　本屋をウロウロするのが好きだ．といっても，月に一度行けばいいほうなので，はたしてこの程度で"好き"といえるのかどうかはわからない．行ったときにはたいていまとめ買いをしている．本をネット経由で購入することもあるが（電子書籍ではありません！），本屋で購入するほうが多い．どうしてなのかふと考えてみると，おそらく私は"出会い"を求めているようだ．本屋できれいな女性と出会いたいというわけではない（ないことはない）．"予期せぬ"本との出会いを期待しているのである．

　本屋に並んでいる本のほとんどを私は知らない．知らない本ばかりに囲まれると，自分の無知を笑ってしまう．でも，その他人行儀の本のなかで，ときどき"目が合う"本がある．こちらが探していたわけではないのに，向こうがじっとこちらを見ているのである．こういう本はたいてい"はずれない"．読後に"はずれていなかった"と満足すると，"運命で結ばれていた"と思ってしまうのである（案外単純な私です）．

> **私たちにできるのは，より客観的であろうと努力し，それでも客観的になりきれない自分の恣意的なありようについて意図的でいることだけである．**
>
> 岩田健太郎

　電子書籍ではなかなかこうはいかない．自分で検索をすることから始めると，それ自体こちらが探していることになる．本屋よりもたくさんあるストックから選ぶのは大変だから，ターゲットを絞っていくことになるが，それも探している．ネット上では，気持ちの悪いことに，「この本を選んだ人はこんな本も買っています」という"余計なお世話"メッセージも表示され，読者の選択領域が恣意的に狭められる危険性をはらんでいる．電子書籍で危惧されているところだ．

　ただ，印刷書籍にしても"余計なお世話"に満ち溢れている．なぜなら，"読者が望んだから"その本が作られたわけではなく，"本を作ってから"読者にそれを読んでもらっているわけだから．本来，読者はその本を読んで，とても良かったと思った時点で"ありがとう"と言いながら本代を払うのが筋である．でも，本を作る側が決めた値段を事前に支払うシステムになっている．読んだ後にそれが良かったかどうかという追跡システムもない．Facebookの"いいね！"は印刷書籍にはないのである．これはわれわれが時間的に逆の事象に悩むように，神様が構造化したように思えてしょうがない．読者のニーズに合わせて…なんてことも本来は逆であって，ある本を出してそれに賛同する読者がたくさん出てきたときに，そこにニーズがあったんだと事後的に知るわけである．

　武道家でフランス哲学者の内田 樹氏がおもしろいたとえをされていた（彼のたとえは天下一品だと私はいつも感心しています）．「ある人が本を一冊残らずすべて買い取ると申し出てきた場合，それを受け入れるかどうか？」という話である．一冊残らずということは，その本が一般読者の目に触れることはない．しかし，お金はたんまり入る．つまり，本を作る側が，本を読む人に目を向けるのか，本を買う人に目を向けるのかという選択

の問題だ．本に定価を決めていることも，著者に著作権料を決めていることもすべて時間的にはフライングしている．本に関するこのフライングを神様が許してくれるとすれば，作る側が購買者ではなく，読者に目を向けていなければならない．本を通じて何かを伝えたいという"懇請"と，読者への"敬意"を神様は見ておられるのだ（宗教的な話ではありません）．違法コピーや著作権売買のようなことは，著者への敬意が欠如していることになるので，結局，神様は"敬意"をもっているかどうかを重視されているように思う．うん，きっと．

院長室は必要か？

朝，7時半．診療室のシャッターを上げ，ドアのカギを開け，警備の解除キーを差す（泥棒に入らないでね！）．郵便物をチェックしながら，診療室に入り，照明，エアコン，PCの順番にスイッチを入れていく．朝の私のルーティーンだ．8台あるPCをすべて起動し，歯周組織検査ソフトを開く．音楽CDを選び，診療室内が動き出す．ひと段落してから院長室のPCでメールチェックを始める（図1）．

開業当初から院長室はある．四畳半ほどの狭い院長室だがとっても愛着がある．院長室は私が診療以外の仕事をする場でもある．大量のメールの処理や，執筆（本原稿も今，院長室で執筆中），論文チェック，読書などなど，確固たる私の"居場所"となっている．来客を受け入れる場所として使うこともあるし，スタッフと個人的な話し合いの場となることもある．何度かスタッフに泣かれたこともある（おじさんは女性の涙には弱い…）．

院長室は単なる院長の威厳を保つためのものではなく（そんなもの不要とは思うが），もっとプラクティカルなものとして必要と考えている．もしこれから院内設計をされる先生がおられれば，狭くてもいいから院長室のある図面を引いてもらいたい．ボクシングの試合の合間に差し出される椅子のように，音楽ライブの控室のように，院長が"素"に戻れる居場所を確保しておくべきである．

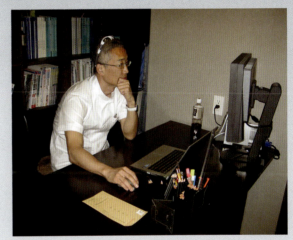

図1　院長室に引きこもる院長
メールの処理や執筆，論文チェック，各種事務処理などを診療と同時進行で行うことになる．ただ，居残りまでして仕事をしたことは20年間一度もない

そうだ本棚を作ろう

30年間も歯医者をしていると，本や論文がそ〜と〜たまってくる．ここではまず，本について考えてみたい．院内のリノベーションを契機に，既成の本棚から作り付けの本棚に変更した．それによってスペースを確保しながら，収納を飛躍的に増やすことができるからだ．工事中は本や文献を別のスペースに移動したのだが，自分でも呆れるほどの量であった（いやほんと）．どんどん送られてくるジャーナルや雑誌をどうするかは考えておかなければならない．歯科衛生士向けの雑誌は，スタッフ用の本棚で長い間保存しているが（図2），パンク状態になると古い雑誌を処分している．歯科医師向けの雑誌は院長室に保管しているが，1年間だけ保管し，年末に処分している（図3）（編集者の方，ごめんなさい！）．ペリオ関係の国際ジャーナルはすべて保管しているものの，これは何年後にはどれくらいのスペースが必要なのか予測できるので，10年後くらいの想定はしておかなければならない．私が現在，定期購読しているジャーナルは *Journal of Periodontology* と *Journal of Clinical Periodontology*，そして *Periodontology 2000* の3誌である（図4）．これらはネットで閲覧できる契約もしているので，生データを紹介するときには，出典を明記しながら使えるので便利である．*International Journal of Periodontics and Restorative Dentistry* や *Journal of Endodontics* も購読していたが，途中で止めてしまった．そのため，購読していない論文を入手するときには，ネット経由か，友人に図書館でコピーして来てもらうことにしている．

「ネットでダウンロードできるのであれば，印刷した雑誌を購入しなくていいじゃないか」という先生もおられるだろう．そうすれば，本棚というスペースに頭を悩ます必要もなくなる．購入費用も少なく

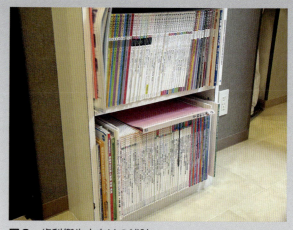

図2　歯科衛生士向けの雑誌
数年分はストックしておくが，保管場所がなくなると残しておきたい号を除いて処分する

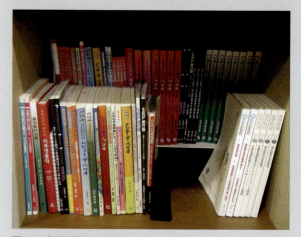

図3　歯科医師向け雑誌
毎月送られてくる雑誌（右端手前）は年末にまとめて処分する．上梓した本はたまってきても……処分しない

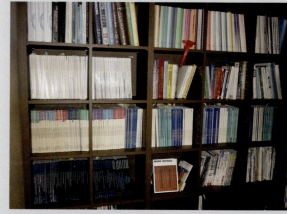

図4　各種ジャーナルと書籍
狭い院長室なのでファインダの中に本棚が収まりきらないが，歯周病関係の国際ジャーナル3誌と基礎から臨床までの各種書籍を配架している．ジャーナルはどんどん増えていくため，ときどきスペース確保のための本棚リノベーションを行っている

12. こっそり教える院長室

てすむ．いいことずくめのように思える．しかし，どうも私は紙媒体に書かれた論文でないと，頭に残らないのである．これに賛同される先生は多いのではないだろうか？ しかも私の場合，本格的に読む場合はそのコピーを取る．ネットでも見られて，雑誌もあるのに，コピーを取る．相当，無駄なやり方である．コピーであればいろんな書き込みが自由だし，移動のときにも鞄の隅に入れやすい（伊丹空港から羽田空港までにかかる時間はだいたい論文を一編読むのにちょうどよいのをご存じ？）．コピーを取るのであれば，雑誌そのものの存在意義がないように思われるだろう．だって，ネット経由でコピーは取れるわけだから．でもその存在意義があるのだ．少なくとも私にとって．

本棚の場所は机の後ろ，私の座っている椅子の背中側にある（図5）．そして，インパクトファクターの高い雑誌は，私の背中に面して並んでいる．ということは，椅子を180度クルッと回せば，手の届くところにその雑誌があるわけである．「え〜〜っと，あの論文は1995年の *Journal of Periodontology* に載っていたよな〜」っと言いながら（口には出さない），椅子をクルッと回転させ，1995年の雑誌の束を一塊で出してみるとすぐに見つかる．PCを使ってPubMedで検索するよりもなぜか早い．これは，論文の年代を思い出すトレーニングにもなっている．雑誌そのものが実在する意義は他にもある．論文たちが"背中越しに私を見ている"という事実である．「本には目がある」と前述したが，その目が私の背中を見ているのである（私，変ですか？）．きっと，「頑張ってるか〜？」と言いながら見ているに違いない（たぶん大阪弁！）．本棚を作るときに業者の方から「医学書のような高価な本は，普通みなさん扉をつけて，大事に保管されます」と言われた．そして「扉はつけられますか？」と聞かれ，「いりません」と即答した．なぜなら，私を見てくれている本や雑誌に"目隠し"するわけにはいかなかったからである（やっぱり私，

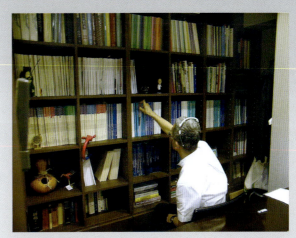

図5 最短の論文アクセスシステム
180度椅子を回転するだけで論文にアクセスできるのは至高の喜びである．私の頭の中の検索エンジンの劣化をどれだけ抑えるかが課題

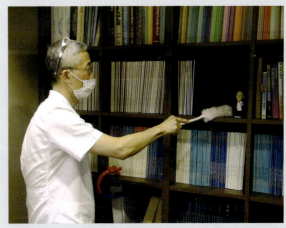

図6 本棚の埃対策
本棚に扉をつけてしまうと本の"眼力"が落ちてしまうような気がしている．扉をつけない分，埃には悩まされることになるが…

変ですか〜？）．そのため，しょっちゅう私はクイックルワイパーで埃を取るという手間を仰せつかることになるのだが，これくらいの手間はたいしたことがないのである（図6）．

本棚は語る

　若い歯科医師，歯科衛生士さんを見ると，どうも本を読む時間が少なくなっているのではないかと心配になってくる．スマホをいつもいじっている姿は異様でもある（私が携帯を持っていないから？）．たとえ10分でも15分でもいいから，毎日，本を手にとってほしいものだ．その影響だろうか？　どうも若者の敬語が"変"である．年上の患者さんは心の中で，その敬語の使い方が不適切であることをわかっている．「今の若者は敬語を知らないからな～」と一般論で許してもらえればいいが，「この歯科衛生士さんはこの程度の知的レベルなんだ」と思われてしまうと，その後の指導に障害がでてくるかもしれない．

　敬語に対する危機感は，どうも世間で共有されているようで，敬語に関する本がたくさん作られ，売れている．そういう本を読んで特効薬的に効果を狙うのも一つの方法だが，やはり，本を読む機会を大切にするほうが長い目で見るといいのではないだろうか．いい言葉に触れ，悪い言葉に触れて，心の中でどんな反応が起こるのかを経験している者は，きっと患者さんへの言葉の投げかけ方が違ってくる．本を読まず，敬語を使えないのに，患者さんへの言葉の選択が適切な歯科衛生士を私は見たことがない．

　本を読む機会や本の選択に加え，最近大事だと思うことは"本棚"である．本棚は単なる本の倉庫ではない．本棚に配架されている本は，みんな同じプロセスや目的をもっているわけではない．おそらく，概ね以下のような本が鎮座しているはずである．

- 読み終えた本
- これから読もうと思っている本（友達から借りたままになっている本も含む）
- 見た目がきれいな本
- 高価だったので捨てられない本
- お世話になった先生の本なので捨てるわけにはいかない本
- 途中で挫折したがもったいなくて捨てられない本
- 挫折はしたものの，将来自分が成長すれば理解できそうな本
- その本を理解できるような自分になりたいと思えるような本
- そんな本を読むような人間なんだと思ってもらいたいような本

　誰かがその本棚を見たときに，「私はこういう本を読むような人間です」と宣言するという機能が本棚には内在する．自分の知的軌跡も担う本棚を，ちょっと意識してはいかがだろうか？

山本流・論文整理の作法

　本や雑誌のことを先に書いたのは，既読の論文をどう扱うのかを最後に書きたかったからである．ここからの話は，誰から教わったわけでもなく，自分流に固めてきたやり方なので，万人に適するとはとうてい思えないが，きっとこのような話を書く人間はいないのではないかと思い，先陣を切ってみたい．もしかすると，もっときっちりと整理をされている先生あたりから，「私はこうしています」というような投稿が続くかもしれない（あればいいな～）．

　海外の英語論文を読むときは，基本的にコピー用紙に印刷してから読み始める．大学を卒業して間もないときは，英語構文の授業のように訳していた（図7）．全文を日本語に書き換えたりしていた．当然のことながら"時間がかかる"ということに，すぐに気づいた（する前から気づきそうなものですが）．別に，誰かに訳を提出するわけでもないので，英語は英語で理解し，英語でまとめるという"普通の"スタイルになった．訳す，という作業ほど無駄なものはない．コピーなので，どんどん書き込みもしながら読んでいく（図8）．ポイントになる部分，自

12. こっそり教える院長室

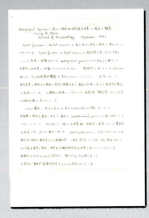
①全訳

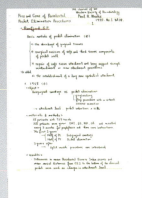
②英語で要約

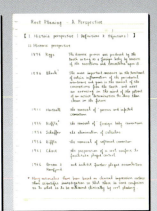
③英語でレビュー

図7　抄読論文の記録法
　大学を卒業して間もないころは，写真①のように全文を日本語に訳していたが，途中から英語でまとめるように変えた（写真②）．論文のレビューをするときにも一つの論文を短文でまとめる練習をしていた（写真③）

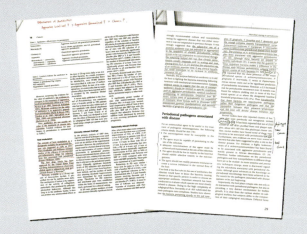

図8　最近の論文抄読スタイル
　使える時間が限られてきたため，論文をまとめるという作業はしなくなった．その分論文のコピーに書き込みをして，後で見たときにすぐに思い出せるようにしている

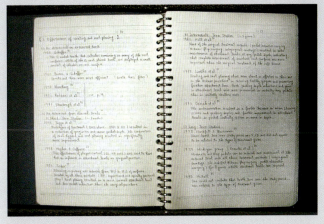

図9　抄読論文記録の保存
　卒後2年目くらいから本格的に抄読論文を手書きでまとめるようになった．1980年代後半のことなのでPCは普及していない時代である

分にとってプチ・アカデミックハイになるような部分，おかしいと突っ込みたくなった部分など，読み終わったときにはその書き込みを見るだけで内容を思い出せるようになっている．卒業後数年間は，それらをまたノートにまとめておいた（図9）（だってすぐ忘れるし）．今ではそれが私の財産になっている．

　そうやって読んだ論文コピーは，後で必要なときに引き出せるように整理しておかなければならない．私の場合，論文コピーを放り込める"ボックス"をジャンル別に用意しておき，読み終わったときにそ の論文の属するジャンルのボックスに入れるだけだ．それだけ（図10）．10センチほどの厚みのあるボックスなので，いっぱいいっぱい詰めるとそこそこの論文数になるのだが，入らなくなったらボックスを増やす．今はそのボックスが18個ある．

　実は，診療室のリノベーション時に，もう一度整理しなおそうと奮起した（これが悲劇の始まり）．分類するジャンルをもう一度決めなおしてから，ボックス内の論文を全部取り出して分けていく．しゃがんだり，立ったり，腕を伸ばしたり，中腰になったり…，診療の合間にやっていたので，スタッ

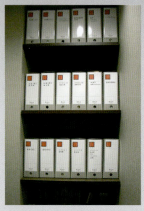

図10 抄読論文コピーの保存
内容ごとにボックスを振り分け，そこに読み終わった論文コピーを放りこむだけである．細かく分類するよりもこのほうが私にはプラクティカルである．ただし，探し出すときにはボックスの中の論文をすべて机の上に広げなければならない

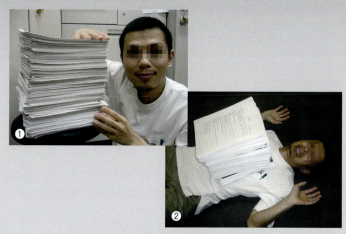

図11 2年間の若手論文抄読会
2年間という限られた期間で，しかも月に1回という頻度であっても，結構な数の論文を読むことができる．図11-①は読み終えた論文の束，図11-②のタイトルは"圧死"

フには"院長が何かを始めた"という空気になっていたことと思う．そしてやっとの思いで，最後のボックスに論文コピーの束を入れようと手を伸ばしたときに悲劇が起こった．ぎっくり腰である．本当に，最後の最後の仕事で"来た"のである．最後の最後には気をつけなさい，とは徒然草にも書いてあったじゃないかと思ったのは，もうぎっくり腰が起こった後だった．その後のリノベーションで，私は単なる"役立たず"になってしまい，重いものはまったく持てない情けない院長だった．

そんな想い出まで詰まったボックスは案外便利だ．論文を探すときにはボックスごと本棚からおろし，中に入っている論文の束を全部取り出して探す（もちろん腰に気をつけて！）．読んだ論文の外見は，なんとなくイメージが頭に入っているものだ．右上にコーヒーをこぼしたシミのある論文．セピア色になって，ホッチキスも外れかけの論文．正確には覚えていないが，ところどころ論文タイトルを覚えている論文もある．こういった"頭の中の検索エンジン"は案外正確で，見つけ出すのも速い．かなりアバウトな分類だが，おそらくジャンルを細かくすればするほど，論文をどこに入れるのか迷ったり，取り出すときに迷ったりするものなので，ある程度大まかなほうが実際的である．

後輩の先生たちと2年間限定で抄読会をしたこともあった（図11）．ずるずるとエンドレスでするのは嫌だったので，「2年間」という期間限定にした．毎月一度，日付が変わる時間まで論文抄読をしたが，後輩たちに過去の重要な論文を効率的に読んでもらいたいという気持ちから，論文の選択は私が行った．このような特別な抄読会で読んだ論文はボックスに入れず，彼らのレポートとともに別にファイリングしている．こちらは論文リストも作ってもらっているので楽に検索できる（もちろんアナログ！）．抄読会の最終日には，私が参加者各自に修了証をサプライズで用意した（図12）．そうすると，私にはサプライズで100本のバラが用意されていた（図13）．人生で初めての100本のバラ．夜中の1時に家内はどうやって生ければいいのか悩んでいた．

欧米の大学では，学生が読んでおくべき論文のリストというのがある．知り合いに見せてもらったそのリストに掲載されている論文を片っ端から読んでみたこともあり，それらも別ファイリングしている（図14）．

12. こっそり教える院長室

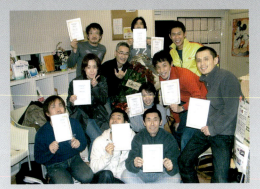

図12　サーティフィケート授与
2年間の抄読会後のサーティフィケートの授与．みんな毎回日付が変わるまでよく頑張りました

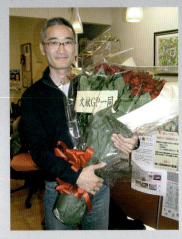

図13　100本のバラのサプライズ
立派な100本の赤いバラをサーティフィケートを渡したときにサプライズでいただいた．2年間のお互いの苦労を労い合う瞬間であった．ありがとう！

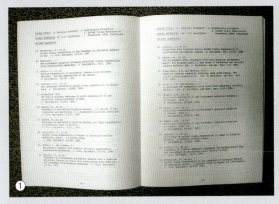
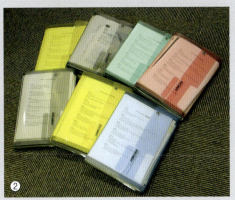

図14　論文集の抄読
歯周病の専門医を育てるプログラムの論文集（図14-①）を抄読していった．図14-②はそのファイリング

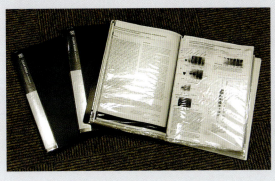

図15　社会人大学院生時代の論文抄読
臨床医がいきなり *Science* や *Nature*, *Cell* などを読むのは大変だが，とても良い経験になった

　また，母校での社会人大学院生時代に週一回の文献抄読会があったが，そこで読み込んだ論文も別ファイリングしている（図15）．それぞれの抄読会に想い出があるので，想い出ごとに論文を束ねる形にしている．旅行の写真の整理と同じで，"想い出ごとにファイリング"というのも趣があり，頭の中の検索エンジンも動きやすい．

> **Dr.Hiro が考える**
> **メインテナンスのための院内システム**
>
> ・院内設計時には，狭くてもよいので「院長室」を確保しよう
> ・本棚は自分自身の知的軌跡を内在する
> ・抄読論文は，必要時に引き出せるような整理が重要である！

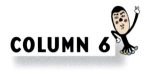

COLUMN 6

ビギナーのための論文の読み方，まとめ方・パート1

　おそらく日本全国で歯科の勉強会が日々開催されている（日々は言い過ぎ？）．症例の発表や検討に加え，海外の論文抄読をしているところも多いだろう．特に，エビデンスを重視する勉強会では必須になっていることと思う．大学を卒業して間もない歯科医師にとって，右も左もわからないときに，もっとわからない英語の論文を読まされることはストレス以外の何物でもない．しかし，ここで情報の窓口を広げる努力をしておくことは，自分の可能性拡大に資すること大なのだ（経験者は語る！）．ここでは，論文自体の"読み方"ではなく，"身につけ方"を中心に持論を展開してみたい．

　最初はどの論文を選べばいいのかわからない．当然である．そのため勉強会などで先輩から与えられた論文を読むことになる（結構先輩のセンスが問われるが……）．最初のAbstract（要約）は流し読みしておいて，まずはAbstractとMaterials & Methods（材料と方法）の間にある"序文"にあたるところをしっかりと読み込んでほしい．序文といってもここはMini reviewになっていて知識の宝庫である．この論文に至るまでの歴史的な変遷が簡潔にまとめられているので，時系列に頭の中を整理することができる．通常一つの論文で科学が大きく進歩することは稀なので，巨視的にみると，読もうとしている論文は小さな小さな一歩にすぎない．なので，その論文の内容の詳細よりも，研究の大きな流れを理解し，その流れのなかの論文の位置づけを捉えるほうが重要である．勉強会を成功させるためには「論文の内容をしっかり把握する」ことが大切だろうが，自分を磨くためには「研究の一連の流れとその論文の意義を把握する」ことのほうが大切なのだ．

　さて，真剣に論文を読み進めていくと，自分はその論文の"スペシャリスト"になったような気分になる．だって，勉強会の他の人たちはちゃんと読んでいないのだから若干"優越感"をもてる（突っ込まれたらどうしようという不安もあるが……）．そして，最初は嫌々読み出した論文に興味が湧いてくる……はずである．そうでなければまだ真剣に読み込んでいない証拠である．そして，せっかくスペシャリスト気分になった自分をこれで終わらせてしまうのはMOTTAINAIことである．ここは一気に"スーパースペシャリスト"まで登りつめたいものだ．そのための一つの方法が，「序文に掲載されている論文」を取り寄せて読むことである．勘の鋭い人はもうお気づきのことと思うが，その論文にも序文がある．ということは，その論文が発表されるまでの経緯と根拠になる論文がまた記載されている．スペシャリストはこれくらいで萎えてはいけない．どんどん"孫引き"していく．そんなことをしてたらキリがないとご心配のあなた．ご安心を．孫引きは必ず古い文献に向かうので，いつかはこの"修行"も終わる．修行が終わって開眼すると，いつの間にか勉強会では最もその分野で詳しい若造になっている．カッコイイ～．

COLUMN 7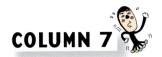

ビギナーのための論文の読み方，まとめ方・パート2

　スーパースペシャリストへの道のりは案外長い．範囲の狭い研究分野でも，毎日の仕事をしながら論文を読み進めると1カ月くらいはすぐに経ってしまう．そこでちょっとでも時間を短縮したい方のためのアドバイス．それは"英語を訳さない"ということである．

　卒業後間もない歯科医師は受験勉強のトラウマから解放されていない．英語論文を見るとついつい英語構文の問題を解くモードに入ってしまう．これは日本の受験勉強を潜り抜けてきた者の"性"である．でもそろそろこのTrauma from educationから抜け出さなければならない（Trauma from occlusionをいじってみたが……失敗？）．

　英語論文を読むときに時間と思考に影響することは，ズバリ，英語の和訳である．訳そうとする労力とそれを書き留めようとする労力は限られた時間を相当侵食する．なので，英文は英語として読んで，英語で理解して，英語で書き留める．途中で日本語を挟み込まない．これでスピードは何倍にもなる．英語を英語として読む習慣のある人にとっては，「何言ってるの？」くらいのことだが，習慣のない人にとってはいったんその習慣が身につきだすと「今まで何をしてたんだろう？」というくらいのカルチャーショックを受けるはずである．

　英語構文の呪縛から逃れるための最初のステップは，「文章は前から読んでいく」こと．当たり前のように思うかもしれないが，英語構文の癖の抜けていない人はあちらこちら文章をジャンプしながら日本語を考えて訳してしまうのである．一回読んでわからなければ，二回読む．このときも前から読むだけ．二回読んでわからないときは三回読む．そういう繰り返しのうちに英語の思考が芽生えてくる……はず．出てくる単語すべてがチンプンカンプンであれば別であるが，ときどきわからない単語にぶつかるという程度であれば，その意味を想像しながらどんどん読み進めていく（結構想像力は育つ！）．英文もリズムがあるので，途中で中断するとリズムが崩れ，ポイントがぼやけたりすることがあるので気をつけたい．

　英語で読んで，英語で理解したあとは，英語でまとめておくこと．スーパースペシャリストとして開眼すれば不要かもしれないが，プチスペシャリストを目指している段階では書き留めておかないとすぐに忘れる．せっかく論文にチャレンジしだしたのだから，しっかりと仕上げをしたいものだ．この論文を英語で読む習慣と英語で書き留めたまとめはきっと，あなたの一生の宝になるはずである．エンジョイ！

COLUMN 8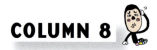

ビギナーのための論文の読み方，まとめ方・パート3

　一つの論文を"とっかかり"にして，どんどん孫引きをしていくと，その裾野の広さに驚くものである．ただ，とっかかり論文自体が古いものだと，それ以降の論文を拾えないという欠点がある．それを補う方法も考えてみよう．

　その一つがインターネットを利用した検索である．なかでも PubMed は無料でさまざまな検索ができるのでとっても便利．ゴア元米副大統領に感謝である．調べたい研究を検索にかければ，最古から最新までの論文すべてを提示してくれる．検索に条件をつけることも自由自在．いっぱい提示されすぎて困るくらいだ．

　他の方法としては新しい Review 論文をゲットして，それをていねいに読んでいくこと．Review 論文は普通の論文の序文にあたるところを詳細にまとめてあるので，うまく出会えれば体が震えるくらいハッピーである（私，変ですか？）．私が購読している雑誌の一つに *Periodontology 2000* というのがあるが，これはなんとすべて Review 論文．1993 年から始まり，年に 3 冊送られてくるが，最初は「こんな Review ばかりの雑誌なら数年でネタが切れるだろう」と思っていたら，ときどき，過去と同じようなタイトルで Update 版を出すという裏ワザを使いながら今でも続いている．2015 年の 3 冊目で 69 巻．Update 版は 10 年くらい経っていることが多いので，その間の変遷を見ることができ，なかなかこの裏ワザもおもしろい．病因論や抗菌療法の変遷などはたいへん参考になる．しかも，場合によっては同じ著者が担当することもあるので，映画の続編を見るような感覚で読める（変ですか？）．

　学会が Position paper や Consensus report としてまとめたものなんかもおもしろい．たいていコンパクトにまとまっているので読みやすいものの，参考文献はこれでもかというくらい掲載されているので孫引きは大変だ（学会なので"どうして私の論文が載っていないんだ"というクレームを避ける意図もあるのかな～．独り言）．

　最後に，少し読み慣れてきたビギナーへの助言．それは Discussion をスルーしないということ．Discussion 以外のところは論文の形式に乗っ取って書かれているので比較的クールなのだが，この Discussion には著者の想いが込められているので結構熱い！なんとなく著者の顔が現れるところなので，個人的に仲良くなるのも"オツ"なものだ（変ですか？）．

あとがき

　本書を手に取り，そして最後までおつきあいをいただきまして，ありがとうございました．本書の元となった『Dr.Hiroの 院内システム構築論 〜メインテナンスシステムの確立を目指して〜』を連載するにあたって，"普通ではない"誌面を意識しました．本書にも書いたように，読者のリテラシー低下を危惧して，"見るもの"ではなく，"読むもの"になるよう工夫しています．いきなり本文とはあまり関係のないコラムエッセイから始めるという試みは，"読文"のウォームアップのつもりで，そして，そのコラムに著名人のエピグラフを挟み込むという試みは，"感性"のウォームアップのつもりで構成しました．当初のねらいと"はずれて"伝わったとすれば，それはひとえに私の発想力の欠如と力不足によるものです．

　本書のまえがきで，〜"普通"でいいですか？〜 と問いかけておきながら，本書が"普通"であれば説得力がありません．変な文章，変な構成部分は，普通にならないための著者の"もがき"だと認識していただき，寛大な心で受け入れていただくことを切に希望しております．また，本書出版にあたって，加筆，修正という大義名分の下，"余計な"コラムを多数追加しました．これが皆さんの寛大な心の"我慢の限界"に到達する引き金にならないことを祈っております．

　本書を終えるにあたり，いつも"こんな"私をサポートしてくれている診療室のかわいいスタッフ，そして妻・優子に深く深く感謝します．みんなありがとう！

　　2016年秋，吉日

山本浩正

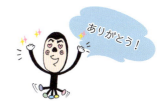

Index

あ

- アシスタント……………… 7,14,24
- アジスロマイシン……………73,74
- アナログDHカルテ ………11,12
- アンダーブラッシング………… 65
- インプラント患者……………… 78
- 胃食道逆流症…………………… 86
- 痛みの出やすいところ………… 13
- 院長……………………………116
- 院長室…………………………121
- 院内"無線"LAN ……………111
- 院内PCネットワーク ………… 2
- 院内環境………………………109
- 院内システム…………………… 3
- 院内の匂い……………………108
- 陰性的中率……………………… 39
- ウォーキングプロービング…… 21
- 受付カウンター………………… 99
- エビデンス……………………… 30
- オーバーブラッシング……62,65
- 音……………………… 105,107
- 音楽……………………………105

か

- カルテ…………………………… 34
- 改装……………………………103
- 患者さん………………………… 41
- 患者さんの変化………………… 17
- 患者さんを追いかけるシステム
  ………………………………… 41
- 環境整備………………………116
- キノロン系……………………… 74
- 偽陽性…………………………… 38
- 拒食症…………………………… 86
- 強酸性水………………………… 86
- クロルヘキシジン……………… 72

- グラム陰性菌…………………… 75
- グラム陽性菌…………………… 75
- グレーシーキュレット………… 67
- 経験……………………………… 91
- 健康オタクリスク……………… 88
- 検査ソフト…………………29,31
- 検査直後の説明………………… 24
- 検査データのプリントアウト… 97
- 検査の声色……………………… 58
- 口腔内写真……………………… 83
- 抗菌薬………………………73,76
- 声掛けのタイミング…………… 13
- 言葉……………………………… 51
- 言葉の送受信…………………… 53
- 言葉を届けるための作法……… 50
- 根分岐部病変…………………… 24

さ

- サブカルテ……………………… 11
- 細菌検査………………………… 77
- 細菌の後戻り…………………… 61
- 細菌バイオフィルム…………… 61
- 酸蝕症…………………………… 85
- 歯科医院という空間づくり……103
- 歯科衛生士…………………8,112
- 歯科衛生士の心得……………… 11
- 歯間清掃器具…………………… 64
- 歯周抗菌療法…………………… 73
- 歯周組織検査……… 7,11,24,58
- 歯周組織検査ソフト…………11,29
- 歯周病菌（歯周病原細菌）…73,74
- 歯周ポケット………………33,72
- 歯肉退縮………………… 22,41,85
- 歯肉退縮量………………22,24,34
- 歯肉頂…………………………… 22
- 術者磨き………………………… 64
- 商品陳列………………………… 99

- 照明……………………………105
- 情報提供…………………95,96,98
- 診療カルテ……………………… 12
- スタッフ育成…………………115
- スタッフ紹介…………………… 94
- スタンドアローンタイプ……… 5
- セルフケアグッズ……………… 64
- 清掃器具………………………… 61

た

- タブレット端末………………… 6
- 耐性菌………………………73,74
- 担当歯科衛生士制……………… 8
- チーフ…………………………112
- チェア…………………………… 4
- 知覚過敏………………………… 66
- 超音波スケーラー……………… 65
- 超音波スケーリング…………… 71
- 腸内細菌……………………73,74
- テトラサイクリン……………… 77
- データ説明……………………… 50
- デジタルDHカルテ ………11,12
- 動的治療……………………41,46

な

- 長い接合上皮…………………… 41
- 日本音楽著作権協会（JASRAC）
  ………………………………106
- 入力システム…………………… 6
- 入力と保存……………………… 31
- ネガティブアプローチ…55,56,62

は

- ハイブリッド検査システム…… 20
- ハイブリッド入力システム
  ……………………………7,21,22
- ハンドスケーリング…………… 67

パートタイム……………………115
パワーポイント………………… 3
歯の動揺度……………………… 24
排膿……………………………… 24
フッ化物塗布…………………… 78
ブラキシズム…………………… 88
ブログ…………………………… 93
プラーク………………………… 61
プラークコントロールレベル
　　……………………………61,64
プラスティックスケーラー…… 67
プラスミド……………………… 74
プレゼンテーション………… 5,93
プロービング………………… 15,21
プロービング圧……………… 15,38
プロービング値…… 15,24,32,33
プローブ………………………… 15
付着の獲得……………………… 41
付着の喪失……………………… 38
付着レベル……………………… 38
深い歯周ポケット……… 26,33,61
ペンスコープ…………………… 90
米国歯周病学会………………… 33
勉強……………………………116
ホームページ…………………… 93
ボーンサウンディング………… 22
ポジティブアプローチ………… 56
ポジティブな言葉……………… 27
ポビドンヨード………………… 71
本棚………………………… 122,124

ま

マクロライド系………………… 74
待合室…………………………… 93
ミス………………………… 7,16,114
ミラーニューロン……………… 88
無線LAN ………………………… 6

虫の知らせ……………………113
メインテナンス………… 27,55,61
目線……………………………… 51
モニタ………………………… 4,29
木材と色数……………………104

や

薬液……………………………… 71
有線LAN ………………………… 6
陽性的中率……………………… 38

ら

リコール間隔…………………… 61
立体感と明かり………………104
レッドコンプレックス………… 73
論文……………………………122
論文整理………………………124
論文の読み方……… 128,129,130

欧文

βラクタム薬…………………… 74
BOP（Bleeding on probing）
　　……………………… 21,24,34,38
CEJ……………………………… 22
DHカルテ ……………… 11,66,84
EBM ……………………………80,91
LJE（Long Junctional Epithelium）
　　……………………………… 41
me-too-drug ………………… 74
PCシステム …………………… 3
PMTC…………………………… 67
Red Complex ………………… 73
SRP……………………………71,76

数字

10年症例 …………………… 9,41

【著者略歴】

山　本　浩　正
やま　もと　ひろ　まさ

1960年　和歌山県に生まれる
1985年　大阪大学歯学部卒業後，O-N Dental Clinic（現 貴和会歯科診療所）に勤務
1987年　Institute for Advanced Dental Studies にて研修
1989年　米国歯周病学会会員，JIADS 常任講師（2003年退任）
1994年　山本歯科開設
1998年　大阪大学大学院歯学研究科口腔分子免疫制御学講座在籍（～2002年）
2006年～ PEC（Postgraduate Education Course）主宰
2007年　新潟大学歯学部非常勤講師
2009年～大阪大学歯学部招聘教員

院内システムで"変わる"
歯科医院のメインテナンス率 UP を目指して

ISBN978-4-263-46130-3

2016年11月25日　第1版第1刷発行

著者　山　本　浩　正
発行者　大　畑　秀　穂
発行所　医歯薬出版株式会社

〒113-8612 東京都文京区本駒込 1-7-10
TEL. （03）5395-7634（編集）・7630（販売）
FAX. （03）5395-7639（編集）・7633（販売）
http://www.ishiyaku.co.jp/
郵便振替番号　00190-5-13816

乱丁，落丁の際はお取り替えいたします　　　印刷・三報社印刷／製本・皆川製本所
© Ishiyaku Publishers, Inc., 2016. Printed in Japan

本書の複製権・翻訳権・翻案権・上映権・譲渡権・貸与権・公衆送信権（送信可能化権を含む）・口述権は，医歯薬出版（株）が保有します．

本書を無断で複製する行為（コピー，スキャン，デジタルデータ化など）は，「私的使用のための複製」などの著作権法上の限られた例外を除き禁じられています．また私的使用に該当する場合であっても，請負業者等の第三者に依頼し上記の行為を行うことは違法となります．

JCOPY ＜（社）出版者著作権管理機構　委託出版物＞

本書をコピーやスキャン等により複製される場合は，そのつど事前に（社）出版者著作権管理機構（電話　03-3513-6969，FAX　03-3513-6979，e-mail: info@jcopy.or.jp）の許諾を得てください．

"知らない"ということに気づくことこそ"学びのスタート"である

ペリオバカ養成講座
～学びの門戸を開くための100の質問～

山本浩正 著　AB判／144頁／オールカラー　定価（本体4,800円＋税）
ISBN978-4-263-46313-0

◆ 歯周治療や患者指導にまつわる100の質問（ペリオバカ度診断）を収載．豊富なエビデンスや臨床例を，Dr. Hiroの軽妙な解説とイラストにより，楽しくわかりやすくまとめました．

◆ 間違えた問題の数が多いほど，学びの"可能性"は大きい──．100のペリオバカ度診断を通し，自分が"何を知らないのか"をぜひチェックしてみてください！

発売，たちまち増刷！

"かかりつけ歯科医院"を目指し，長期メインテナンスを志す歯科衛生士，歯科医師にぜひお手にとっていただきたい一冊です！

さぁあなたも，学びのスイッチを"ON"しよう！

初学者からベテランの方まで，"学びのスイッチ"が起動されることを体感いただけること間違いなし！

CONTENTS

1. 歯周組織検査編
2. 細菌編
3. SRP編
4. 歯肉退縮編
5. リスク編
6. 根分岐部病変編
7. 骨欠損編
8. 口臭編
9. 咬合性外傷編
10. 歯周外科編
11. 抗菌薬編
12. メインテナンス編

山本浩正先生 ご執筆書籍のご紹介

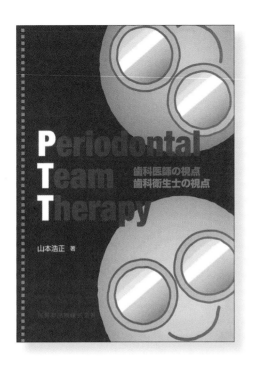

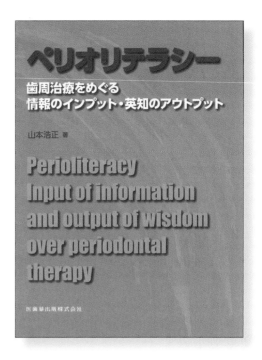

Periodontal Team Therapy
歯科医師の視点 歯科衛生士の視点

歯科医院のペリオ力 UP のために──
院内でスタッフとともに読んでいただければ，
医院のペリオ力が格段に上がること間違いなし！

◆本書では，歯科医師の視点から見た歯周治療と歯科衛生士の視点から見た歯周治療をユーモラスなイラストを多数用いてわかりやすく解説しました．
◆歯周治療において，歯科医師と歯科衛生士がお互いに連携のとれたチーム医療を行っているかに不安をお持ちの先生，必読の書．スタッフの皆さんとともにお読みください．

CONTENTS
Part1　歯周治療における歯科医師と歯科衛生士の職域と共通認識・個別認識
Part2　良くなるための動的治療 歯周基本治療と歯周外科
Part3　悪くならないためのメインテナンス

山本浩正 著　■A4判／136頁／オールカラー
　　　　　　■定価（本体 6,200 円＋税）ISBN978-4-263-44322-4

ペリオリテラシー
歯周治療をめぐる
情報のインプット・英知のアウトプット

これからの時代に求められる，
患者さんの体を理解するための **B**iology
患者さんを良くするための **T**echnique
患者さんが得をして損をしないようにするための **E**vidence
患者さんの気持ちを理解するための **C**ommunication

BTEC のバランスが取れた歯周治療の秘訣を，
Dr.Hiro が写真やイラストを用いてビジュアルに解説！

CONTENTS
第1章　新しい歯周治療のあり方
第2章　ポケットのペリオリテラシー
第3章　歯肉退縮のペリオリテラシー
第4章　骨欠損のペリオリテラシー

山本浩正 著　■ A4判変型／150頁／オールカラー
　　　　　　■定価（本体 6,800 円＋税）ISBN978-4-263-44381-1

医歯薬出版株式会社

〒113-8612　東京都文京区本駒込1-7-10　TEL.03-5395-7630　FAX.03-5395-7633　http://www.ishiyaku.co.jp/